Grundzüge für die
Mitwirkung des Lehrers bei der Bekämpfung
übertragbarer Krankheiten.

Von

Dr. Fritz Kirstein,
Königl. Kreisarzt in Stettin.

Zweite, völlig umgeänderte und erweiterte Auflage.

Mit 1 Tabelle am Schlusse des Textes.

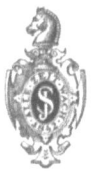

Berlin.
Verlag von Julius Springer.
1911.

Alle Rechte, insbesondere das der
Übersetzung in fremde Sprachen, vorbehalten.

ISBN-13: 978-3-642-47210-7   e-ISBN-13: 978-3-642-47562-7
DOI: 10.1007/ 978-3-642-47562-7

Softcover reprint of the hardcover 2nd edition 1911

Vorwort zur ersten Auflage.

Bei der Bekämpfung übertragbarer Krankheiten in der Schule erscheint eine verständnisvolle Mitwirkung von seiten der Lehrpersonen unerläßlich, da ihnen Erkrankungen von Schulkindern und Mängel der Schuleinrichtungen oft zuerst bekannt werden und somit die Initiative zu weiteren Maßnahmen geben sollen.

Damit die Schule in der Lage ist, rechtzeitig Vorkehrungen für die Weiterverbreitung ansteckender Krankheiten treffen zu können, ist es unbedingt erforderlich, daß der Lehrer bezw. die Lehrerin über die Ursachen und das Wesen der hauptsächlich in Betracht kommenden übertragbaren Krankheiten orientiert sind, damit sie die jeweils entstandene Gefahr beizeiten und wirksam von den Schulkindern abzuwenden vermögen.

Wenn auch durch diese Schrift in erster Linie das Verständnis für das Wesen der übertragbaren Krankheiten, die Art ihrer Verbreitung und Bekämpfung dem Lehrer näher gerückt werden soll, so wird sich jedoch auch eine kurze Beschreibung der Symptome der in Frage stehenden Krankheiten nicht umgehen lassen.

Das vorliegende Büchlein ist zwar in erster Linie für die Lehrer und Lehrerinnen — letztere sind im folgenden der Kürze halber nicht immer besonders genannt — der Volksschulen bestimmt, doch hege ich die Hoffnung, daß auch Lehrer der höheren Lehranstalten und Schulärzte es gelegentlich mit Vorteil zur Hand nehmen werden.

Für diese Bearbeitung habe ich mit vielem Nutzen zu Hilfe genommen: das Lehrbuch der Schulhygiene von Burgerstein und Netolitzky, den Grundriß der Hygiene von Flügge, die Veröffentlichungen von Kirchner, Tuberkulose und Schule, von Zadek und Schäfer, über die Verbreitung ansteckender Krankheiten durch die Schule u. a. m.

Wenn diese Arbeit als Ratgeber für die Beteiligung des Lehrers im Kampfe gegen die übertragbaren Krankheiten in der Schule für geeignet befunden wird, so hat sie ihren Zweck erfüllt.

Lippstadt, im Oktober 1906.

Dr. Fritz Kirstein.

Vorwort zur zweiten Auflage.

In fast allen deutschen Bundesstaaten sind in den letzten Jahren besondere Anweisungen zur Verhütung der Verbreitung übertragbarer Krankheiten durch die Schulen erlassen. Die für Preußen unter dem 9. Juli 1907 ergangene Anweisung, die zu fast gleichlautenden Bestimmungen in einzelnen anderen Bundesstaaten Veranlassung gegeben hat, legt den Schulbehörden die Pflicht auf, „der Verbreitung übertragbarer Krankheiten durch die Schulen tunlichst entgegenzuwirken und beim Auftreten dieser Krankheiten hinsichtlich der Schulen die erforderlichen in der Anweisung näher bezeichneten Anordnungen zu treffen." Für die Beobachtung der meisten in der Anweisung gegebenen Vorschriften ist der Vorsteher der Schule, bei einklassigen Schulen der Lehrer verantwortlich gemacht.

Man hat sich in diesen Anweisungen für die Schulen nicht nur auf die eigentlichen Schulseuchen, wie Diphtherie, Scharlach, Masern, Keuchhusten usw. beschränkt, sondern außer den sechs gemeingefährlichen Krankheiten des Reichsseuchengesetzes (Aussatz, Cholera, Fleckfieber, Gelbfieber, Pest und Pocken), entsprechend den landesgesetzlichen Vorschriften, auch alle anderen hier in Betracht kommenden übertragbaren Krankheiten berücksichtigt.

Vorwort.

Außerdem habe ich meinerseits noch drei in der preußischen Anweisung nicht aufgeführte Hautkrankheiten, nämlich den Eitergrind (Impetigo contagiosa), die Läusesucht und in dem Kapitel „Tuberkulose" den Lupus, die ersteren beiden wegen ihres häufigen Auftretens in der Schule, letzteren seiner sozialen Bedeutung halber, einer Besprechung für wert gehalten.

Der Lehrer wird sich aber nur dann an dem Kampf gegen die übertragbaren Krankheiten in ersprießlicher Weise beteiligen können, wenn er über die Natur und Verbreitungsweise der Feinde unterrichtet ist und wenn er die Erscheinungen kennt, unter denen sie sich offenbaren. Aus diesem Grunde erschien in dem speziellen Teil des Büchleins eine kurze Wiedergabe der Symptomatologie der einzelnen in Betracht kommenden Krankheiten, soweit sie für den Schulzweck notwendig und für den Laien verständlich ist, angezeigt. Eine entsprechende Erweiterung des Büchleins hat sich dadurch leider nicht vermeiden lassen.

Auch der allgemeine Teil hat entsprechend den neueren Erfahrungen und Vorschriften eine gründliche Umgestaltung erfahren.

Die Einteilung und Fassung des Büchleins ist so gewählt, daß der Lehrer es, wie ich hoffe, auch mit Vorteil zu Rate zieht, wenn er — den Vorschriften entsprechend — sich bemüht, „gelegentlich des naturwissenschaftlichen Unterrichts und bei sonstigen geeigneten Veranlassungen über die Bedeutung, die Verhütung und Bekämpfung übertragbarer Krankheiten aufklärend zu wirken" und auch wenn er bestrebt ist, „die Eltern der Schüler für das Zusammenarbeiten mit der Schule und für die Unterstützung der von ihr zu treffenden Maßregeln zu gewinnen."

So möge denn auch die zweite Auflage des kleinen Buches eine freundliche Aufnahme finden und möge es das halten, wozu es in erster Linie bestimmt ist, ein Ratgeber für den Lehrer zu sein bei der Abwehr der gefährlichen Eindringlinge, der übertragbaren Krankheiten, in die Schule.

Stettin, im Dezember 1910.

Dr. Fritz Kirstein.

Inhaltsverzeichnis.

                                                                      Seite
I. **Einleitung** 1
   Die für die Schule vorzugsweise in Betracht kommenden übertragbaren Krankheiten und ihre Bedeutung
   für das schulpflichtige Alter 1

II. **Allgemeiner Teil** 5
   1. Allgemeines über Krankheitserreger 5
      Begriff der Infektion S. 5. Eintrittspforten für die Krank-
      heitserreger S. 5. Schutzvorrichtungen des menschlichen
      Körpers gegen eindringende Krankheitserreger (Disposition
      und Immunität) S. 6. Infektionstüchtigkeit (Virulenz)
      der Krankheitserreger S. 7. Inkubationszeit der an-
      steckenden Krankheiten S. 8.
   2. Die Infektionsquellen für die Schule 8
   3. Die Verbreitungsart der Krankheitserreger inner-
      halb der Schule 10
      Infektionen von Person zu Person (Kontakte) S. 10,
      durch feinste Tröpfchen S. 11, durch Staub S. 12. In-
      direkte Übertragungen durch Gebrauchsgegenstände S. 13.
      Infektionen durch Teilnahme an Leichenfeierlichkeiten
      S. 14. Infektionen durch mangelhafte Einrichtungen der
      Schule selbst (mangelhafte Beseitigung der Abfallstoffe
      und mangelhafte Wasserversorgung) S. 15.
   4. Die Verhütung der Verbreitung übertragbarer
      Krankheiten durch die Schulen im allgemeinen.
      Gesetzliche Unterlagen, insbesondere der preußische
      Ministerialerlaß, betr. Anweisung zur Verhütung
      der Verbreitung übertragbarer Krankheiten durch
      die Schulen, vom 9. Juli 1907 17

Inhaltsverzeichnis.

Seite

a) Die frühzeitige Erkennung der ersten Fälle und die Meldepflicht 24
b) Die Fernhaltung kranker und krankheitsverdächtiger Lehrer und Schüler von der Schule; event. Absonderung derselben 27
c) Der Ausschluß gesunder Lehrer und Schüler aus den von bestimmten übertragbaren Krankheiten befallenen Behausungen 29
d) Die Schulschließung; Vorsicht hinsichtlich derselben bei Pensionaten, Internaten u. dergl. 31
e) Die Vernichtung der Krankheitserreger, Desinfektion . . 34
f) Die Schutzimpfung 36
g) Die indirekte Bekämpfung ansteckender Krankheiten . . . 38
   α) Durch Förderung der Reinlichkeit am Schulkind und im Schulhaus 38
   β) Durch Überwachung und Verbesserung der hygienischen Einrichtungen der Schule 43
   γ) Durch Hebung der Widerstandskraft des kindlichen Körpers 44

III. **Spezieller Teil** 45

Die übertragbaren Krankheiten im besonderen . . . 45

1. Aussatz (Lepra) 47
2. Cholera (asiatische) 49
3. Diphtherie (Rachenbräune) 54
4. Eitergrind (Impetigo contagiosa) 60
5. Favus (Erbgrind) 61
6. Fleckfieber (Flecktyphus) 62
7. Gelbfieber 64
8. Genickstarre (übertragbare) 64
9. Keuchhusten (Stickhusten) 67
10. Körnerkrankheit (Granulose, Trachom) bezw. die für die Schule in Betracht kommenden ansteckenden Augenkrankheiten überhaupt 69
11. Krätze 76
12. Läusesucht (Kopfläuse) 77
13. Masern 77
14. Milzbrand 80
15. Mumps (Ziegenpeter) 81

Inhaltsverzeichnis.

	Seite
16. Pest (orientalische Beulenpest)	82
17. Pocken (Blattern)	84
18. Röteln	89
19. Rotz	89
20. Rückfallfieber (febris recurrens)	90
21. Ruhr (übertragbare, Dysenterie)	91
22. Scharlach (Scharlachfieber)	93
23. Tollwut (Wasserscheu, Lyssa)	96
24. Tuberkulose	98
a) Skrofulose	103
b) Lupus (fressende Flechte)	104
c) Lungen- und Kehlkopftuberkulose	105
25. Typhus (Unterleibstyphus)	112
26. Windpocken	115

IV. **Tabellarische Übersicht über die speziellen Vorschriften der Anweisung des preuß. Min.-Erlasses vom 9. Juli 1907 und Schluß** 117

I.
Einleitung.

Die für die Schule in Betracht kommenden übertragbaren Krankheiten und ihre Bedeutung für das schulpflichtige Alter.

Aus der von dem Staate eingeführten allgemeinen Schulpflicht (Schulzwang) ergibt sich die berechtigte Forderung der Eltern der Schulkinder, daß letztere durch den Schulbesuch möglichst vor Gesundheitsschädigungen bewahrt bleiben. Eine bedeutsame Gefahr droht den Schulkindern bekanntlich durch die Verbreitung übertragbarer Krankheiten durch die Schule.

Daß solche gerade in der Schule leicht verbreitet werden können, liegt naturgemäß in dem Umstande, daß zahlreiche Kinder aus verschiedenen Häusern, ja verschiedenen Ortschaften in der Schule zusammentreffen, und daß dadurch leicht eine Einschleppung von Krankheitsstoffen in die Schule stattfinden kann.

Zunächst erhebt sich die Frage, welche übertragbaren Krankheiten für die Schule überhaupt eine Bedeutung haben.

In dem preußischen Ministerialerlasse vom 9. Juli 1907, betr. Anweisung zur Verhütung der Verbreitung übertragbarer Krankheiten durch die Schulen, sind die folgenden Krankheiten aufgeführt, „welche wegen ihrer Übertragbarkeit besondere Anordnungen für die Schulen und andere Unterrichtsanstalten erforderlich machen":

Aussatz (Lepra), Cholera (asiatische), Diphtherie (Rachenbräune), Fleckfieber (Flecktyphus), Gelbfieber, Genickstarre (übertragbare), Pest (orientalische Beulenpest), Pocken (Blattern), Rückfallfieber (Febris recurrens), Ruhr (übertragbare, Dysenterie), Scharlach (Scharlachfieber) und Typhus (Unterleibstyphus), ferner Favus (Erbgrind), Keuchhusten (Stickhusten), Körnerkrankheit (Granulose, Trachom), Krätze, Lungen- und Kehlkopftuberkulose, wenn und solange in dem Auswurf Tuberkelbazillen enthalten sind, Masern, Milzbrand, Mumps (übertragbare Ohrspeicheldrüsenentzündung, Ziegenpeter), Röteln, Rotz, Tollwut (Wasserscheu, Lyssa) und Windpocken.

Die aufgezählten Krankheiten sind jedoch insofern von ungleicher Bedeutung für die Schule, als ein Teil derselben, nämlich die gemeingefährlichen Krankheiten, Aussatz, Cholera, Fleckfieber Gelbfieber, Pest und Pocken bei uns nicht heimisch sind. Diese Krankheiten sind indes mit gutem Grunde in die „Anweisung" aufgenommen worden, da bei unseren ausgedehnten Handels- und Verkehrsbeziehungen jederzeit die Möglichkeit der Einschleppung dieser Seuchen besteht.

Wegen ihres häufigen Auftretens in der Schule spielen noch zwei übertragbare Hautkrankheiten, welche in der preußischen Anweisung nicht erwähnt sind, eine gewisse Rolle und sind deshalb einer kurzen Besprechung gewürdigt worden, nämlich der Eitergrind (Impetigo contagiosa) und die Läusesucht, welche letztere weniger eine Krankheit, als vielmehr eine Folgeerscheinung mangelhafter Reinlichkeit darstellt. Ferner ist unter dem Kapitel „Tuberkulose" außer der Lungen- und Kehlkopftuberkulose auch die Skrophulose und der Lupus berücksichtigt.

Um die Bedeutung der ansteckenden Krankheiten für das schulpflichtige Alter bezw. das Kindesalter überhaupt ermessen zu können, erscheint es notwendig, einen Blick auf die Statistik zu werfen. Wertvolle Aufschlüsse gibt in dieser Beziehung das neuerdings erschienene Werk: „Das Gesundheitswesen des preußischen Staates im Jahre 1908." Es sind darin eingehende Aufzeichnungen enthalten über die Todesfälle an den hier am meisten interessierenden Krankheiten, nämlich an Diphtherie, Scharlach, Masern, Röteln, Keuchhusten, Typhus und Tuberkulose.

(Siehe die Tabellen auf S. 3 und 4.)

Ein Blick auf die beiden nachstehenden Tabellen lehrt, daß durch die aufgeführten, in erster Linie für die Schule in Betracht kommenden Infektionskrankheiten ganz gewaltige Verheerungen unter unserer Kinderwelt angerichtet werden.

Es erlagen nämlich im preußischen Staate im Jahre 1908 an den genannten Krankheiten 11310 Kinder im schulpflichtigen Alter. Die bedeutendsten Lücken werden in den Reihen der Schulkinder durch Diphtherie, Scharlach und Tuberkulose hervorgerufen. Fast der dritte Teil sämtlicher Todesfälle an Diphtherie und mehr als $1/8$ sämtlicher Todesfälle an Scharlach betrafen das schulpflichtige Alter. Die Zahl der Todesfälle an diesen beiden Krankheiten erreichte in dem Alter von 5—10 Lebensjahren überhaupt ihren Höhepunkt. Aber der Würgeengel der Menschheit, die Tuberkulose, fordert von allen Krankheiten auch im schulpflichtigen Alter weitaus

Einleitung.

Übersicht der Sterbefälle an Diphtherie, Scharlach, Masern und Röteln, Keuchhusten, Typhus und Tuberkulose nach Lebensalter im Jahre 1908.

Altersklassen der Gestorbenen	Es starben überhaupt an:						Von 100 Gestorbenen der Altersklassen starben an:					
	Diphtherie	Scharlach	Masern und Röteln	Keuch-husten	Typhus	Tuber-kulose	Diphtherie	Scharlach	Masern und Röteln	Keuch-husten	Typhus	Tuber-kulose
Von 0— 1 Jahr	1259	682	2465	6861	12	2852	0,57	0,31	1,13	3,13	0,01	1,30
„ 1— 2 Jahren	1897	1113	2820	2534	13	1785	4,66	2,74	6,93	6,23	0,03	4,39
„ 2— 3 „	1437	1187	915	666	25	875	13,75	8,36	6,45	4,69	0,18	6,16
„ 3— 5 „	2051	1989	681	408	56	1194	13,34	13,34	4,57	2,74	0,38	8,01
„ 5—10 „	2397	2551	437	173	129	1943	13,57	14,55	2,49	0,99	0,74	11,08
„ 10—15 „	504	638	38	10	177	2213	5,12	6,49	0,39	0,10	1,80	22,50
„ 15—20 „	120	164	6	—	296	5235	0,89	1,21	0,04		2,18	38,63
„ 20—25 „	50	57	6	—	257	6868	0,31	0,36	0,04		1,62	43,17
„ 25—30 „	23	30	3	—	226	6460	0,15	0,19	0,02		1,45	41,57
„ 30—40 „	36	47	5	3	388	11147	0,10	0,13	0,01	0,01	1,11	32,00
„ 40—50 „	15	15	2	4	220	8732	0,04	0,04	0,00	0,01	0,54	21,39
„ 50—60 „	14	5	1	3	159	7160	0,03	0,01	0,00	0,01	0,29	12,94
„ 60—70 „	9	2	—	5	72	5036	0,01	0,00		0,01	0,09	6,48
„ 70—80 „	3	1	—	4	24	1642	0,01	0,00		0,00	0,03	2,00
„ über 80 Jahre	—	1	—	1	8	174	—	0,00		0,00	0,02	0,42
Zusammen:	9797	8482	7379	10672	2062	63316	1,41	1,22	1,06	1,54	0,30	9,13

4 Einleitung.

die meisten Opfer. Mehr als $^1/_3$ sämtlicher im Alter von 5 bis 15 Jahren erfolgten Sterbefälle forderte die Tuberkulose.

Kirchner sagt daher mit Recht, daß der Schwerpunkt der Seuchenbekämpfung während des schulpflichtigen Alters auf die Bekämpfung der Tuberkulose gelegt werden muß. Weiterhin lehren die Tabellen, daß Masern und Röteln, ferner auch Keuchhusten ihre größten Verheerungen im vorschulpflichtigen Alter anrichten, während die Zahl der Opfer, welche der Unterleibstyphus im Alter von 5—15 Jahren fordert, gegen den ersten Lebensabschnitt von 0 bis 5 Jahren eine erhebliche Steigerung erfährt.

Von je 10 000 am 1. Januar lebenden Personen starben im Jahre 1908 an:

Im Lebensjahre	Diphtherie	Scharlach	Masern und Röteln	Keuchhusten	Typhus	Tuberkulose
0— 1	11,86	6,42	23,21	64,61	0,11	26,86
1— 2	19,22	11,28	28,57	25,67	0,13	18,08
2— 3	15,11	12,48	9,62	7,00	0,26	9,20
3— 5	10,46	10,14	3,47	2,08	0,29	6,09
5—10	5,29	5,68	0,97	0,39	0,29	4,32
10—15	1,23	1,55	0,09	0,02	0,43	5,39
15—20	0,32	0,44	0,02	—	0,79	13,98
20—25	0,16	0,18	0,02	—	0,80	21,49
25—30	0,07	0,10	0,01	—	0,72	20,52
30—40	0,07	0,09	0,01	0,01	0,76	21,71
40—50	0,04	0,04	0,00	0,01	0,55	21,96
50—60	0,05	0,02	0,00	0,01	0,57	25,52
60—70	0,05	0,01	—	0,03	0,38	26,63
70—80	0,04	0,01	—	0,05	0,29	19,90
Über 80	—	0,05	—	0,05	0,41	8,97
Zus.:	2,55	2,20	1,92	2,77	0,54	16,46

Die Bedeutung der Infektionskrankheiten erscheint noch im helleren Lichte, wenn man bedenkt, daß eine beträchtlich höhere Zahl von Erkrankungen den aufgeführten Sterbefällen entsprechen und daß nach Ablauf der Infektionskrankheiten vielfach Nachkrankheiten verbleiben, die die betreffenden Individuen in ihrer Erwerbsfähigkeit und Lebensfreudigkeit mehr oder weniger stark beeinträchtigen.

II.
Allgemeiner Teil.

1. Allgemeines über Krankheitserreger.

Unter „Infektion" versteht man das Eindringen krankheitserregender Kleinlebewesen in den menschlichen oder tierischen Organismus und die Auslösung bestimmter Krankheitserscheinungen, welche als die Folge der Vermehrung und die Wirkung der Krankheitserreger auftreten. Die wissenschaftliche Erkenntnis hat uns entgegen früheren, z. T. auf Aberglauben beruhenden Vorstellungen gelehrt, daß tierische, zumeist jedoch pflanzliche Kleinlebewesen, welch letztere der Gattung der Spaltpilze (Bakterien) zugerechnet werden, als Krankheitserreger anzusehen sind. Die Spaltpilze oder Bakterien sind kleinste Lebewesen, welche nur unter Zuhilfenahme starker mikroskopischer Vergrößerungen zur Anschauung gebracht werden können. Zu ihrer rapid erfolgenden Vermehrung ist ein geeigneter Nährboden erforderlich. Der natürliche Nährboden für die krankheitserregenden Bakterien ist der menschliche oder tierische Körper; jedoch können sie auch auf künstlichen Nährmedien fortgezüchtet werden. Ja selbst ohne Nährstoffe können die meisten Bakterien eine Zeitlang leben und ihre Infektionstüchtigkeit bewahren. Gerade dieser Umstand ist für die Übertragbarkeit von Infektionskeimen durch leblose Gegenstände von großer Bedeutung. Diejenigen Mikroorganismen, denen krankheitserregende Eigenschaften zukommen, bezeichnet man als Parasiten im Gegensatz zu der weitaus größeren Mehrzahl von Kleinlebewesen, welche auf totem organischen Material, ja auch im menschlichen oder tierischen Körper, ohne Krankheiten zu erzeugen, vegetieren und die man Saprophyten nennt. Die von den parasitischen oder pathogenen Spaltpilzen (Bakterien) hervorgerufenen Krankheiten sind je nach den sie auslösenden Bakterien verschieden; jede hierher gehörige ansteckende Krankheit hat ihren ganz bestimmten spezifischen Erreger.

Wie die Eigenschaften der einzelnen Krankheitserreger sind auch die Eintrittspforten verschieden, welche die ersteren benutzen, um in den menschlichen oder tierischen Organismus einzudringen. Die äußere unverletzte Haut bildet den meisten Bakterien gegenüber ein unüberwindliches Hindernis. Dagegen können durch die verletzte äußere Haut eine Reihe von Krankheitserregern übertragen werden (Wundrose, Wundstarrkrampf, Milzbrand, Rotz, Tollwut). Weniger behindert als durch die äußere Haut ist das Eindringen der meisten Krankheitserreger durch die Schleimhäute, namentlich die der Atmungsorgane und des Verdauungskanals (Tuberkulose, Masern, Scharlach, Diphtherie, Typhus und Cholera).

Ein spezifischer Krankheitserreger, der in den menschlichen oder tierischen Körper eingedrungen ist, ist jedoch allein noch nicht immer ausreichend, die ihm eigene Infektionskrankheit auszulösen, wie dies gerade die Untersuchungen der letzten Jahre gezeigt haben. So z. B. sind die Diphtheriebazillen vielfach in den Rachen- und Nasenhöhlen Gesunder, Typhusbazillen in dem Darmkanal von Gesunden festgestellt worden, ohne daß die betreffenden Personen an Diphtherie bezw. Typhus erkrankt waren oder nachträglich erkrankt sind. Diese Befunde sind auch bezüglich der Übertragbarkeit von ansteckenden Krankheiten in der Schule von nicht zu unterschätzender Bedeutung.

Es müssen also zur krankmachenden Wirkung der Infektionserreger noch gewisse Bedingungen gegeben sein, die zum Teil von dem Verhalten des der Infektion ausgesetzten Körpers, zum Teil von den biologischen Eigenschaften des infizierenden Krankheitserregers abhängen.

Der menschliche bezw. tierische Körper verfügt nämlich über eine Summe von Schutzvorrichtungen gegen eindringende Krankheitserreger. Die Wirksamkeit dieser Schutzvorrichtungen ist bei den einzelnen Individuen derselben Tierspezies für die verschiedenen Infektionskrankheiten verschieden.

Analog besitzt auch ein und derselbe Mensch für verschiedene Krankheiten eine verschiedene Empfänglichkeit, und umgekehrt zeigen bei der Infektion mit dem nämlichen Krankheitserreger verschiedene Menschen eine sehr verschieden große Widerstandsfähigkeit. Wir fassen die verschiedenen anatomischen und biologischen Faktoren, welche in ihrer Gesamtheit die Empfänglichkeit darstellen, unter dem Begriffe der persönlichen „Disposition" zusammen.

Zeigt sich ein Individuum einer im allgemeinen für eine bestimmte Infektionskrankheit empfänglichen Tierspezies gegen die

1. Allgemeines über Krankheitserreger.

betreffenden Krankheitserreger refraktär, so sagen wir, das betreffende Individium ist gegen die betreffende Krankheit **immun**. Wir unterscheiden eine **natürliche** oder **angeborene Immunität** von der **erworbenen Unempfänglichkeit**.

Eine natürliche Immunität besitzt der Mensch beispielsweise gegen eine Reihe von Tierkrankheiten, z. B. Geflügelcholera, Schweinepest usw.

Die erworbene Unempfänglichkeit oder Immunität gegen Infektionskrankheiten kann durch spontane natürliche Erkrankung oder auch auf künstlichem Wege zustande kommen. Im ersteren Falle erlangen die Gewebszellen eine sogen. Giftfestigkeit oder es werden krankheitswidrige Stoffe (Schutzstoffe), welche an das zirkulierende Blut abgegeben werden, gebildet. Auf diese Weise entsteht eine Immunität, z. B. gegen Scharlach und Typhus. Die „künstliche" Immunität wird durch Einführung von bestimmten Substanzen erzielt, welche entweder die Giftbildung der Bakterien aufheben (dies ist z. B. der Fall bei der Anwendung des bekannten Behringschen Diphtherieheilserums) oder bestimmte bakterienvernichtende bezw. bakterienauflösende Wirkungen besitzen (Choleraserum) oder auch durch Einverleibung lebender bezw. abgeschwächter oder abgetöteter Infektionserreger (Schutzimpfung gegen die Pocken und gegen die Tollwut).

Bemerkenswert und wichtig für den Lehrer ist noch, daß durch zweckmäßige Lebensweise, Abhärtung und Kräftigung des Körpers die Empfänglichkeit (Disposition) für viele Infektionskrankheiten verringert werden kann.

Wie schon gesagt, ist zu dem Zustandekommen einer Infektion nicht nur ein empfängliches Individium notwendig, sondern die Infektionserreger müssen ebenfalls bestimmte Bedingungen erfüllen, wenn sie die natürlichen Widerstandskräfte des von ihnen befallenen Organismus überwinden wollen. Sie müssen eine große Lebensenergie, die sich in rascher und zahlreicher Vermehrung und intensiver Giftbildung dokumentiert, besitzen, sie müssen „virulent" sein.

Befallen nun virulente Krankheitserreger ein empfängliches Individuum, so vergeht nach der Aufnahme des Kontagiums ein gewisser Zeitraum — die **Inkubationszeit** —, bis sich die Lebenstätigkeit der Infektionserreger in Gesundheitsstörungen des befallenen Menschen äußert. Die Inkubationsdauer ist für die einzelnen Krankheiten eine verschieden große und beträgt wenige Stunden bis einige Wochen.

Seitdem uns die Bakteriologie für eine Reihe von Infektionskrankheiten spezifische Krankheitskeime genauer kennen gelehrt hat, wissen wir, daß die Beziehungen derselben zum Menschen einerseits und der übrigen Natur andererseits je nach der Art der Krankheitserreger in sehr verschiedener Weise vor sich gehen können, und man unterscheidet deshalb Parasiten als obligate, wenn sie auf die parasitische Existenz im Kranken angewiesen sind, von den fakultativen, die auch außerhalb des Kranken existenzfähig sind. Die fakultative Existenzfähigkeit einer Reihe von Bakterien wird sogar auf anorganischem Material über eine kürzere oder längere Zeit dadurch ermöglicht, daß die betreffenden Bakterien eine mehr oder weniger große Lebensdauer auch in angetrocknetem Zustande besitzen.

Es ist bedauerlich, daß gerade die Erreger der sogen. akuten Exantheme, wie Scharlach, Masern und Röteln, uns unbekannt sind, so daß wir in bezug auf die Kenntnis ihrer Weiterverbreitung durchaus auf die Erfahrung angewiesen sind.

2. Die Infektionsquellen für die Schule.

Es fragt sich nun: Auf welche Weise gelangen die Infektionserreger in die Schule?

In den meisten Fällen werden die Krankheitsstoffe durch kranke Kinder in die Schule geschleppt, sei es, daß dieselben noch im sogen. Prodromalstadium, d. i. in einem Stadium des Beginnes der Erkrankung, in welchem die Krankheit noch nicht erkannt ist, die Schule besuchen, sei es im Stadium der Rekonvaleszenz, also zu einer Zeit, wo die eigentliche Krankheit schon vorüber, aber die Ansteckungsgefahr noch nicht beseitigt ist.

Nicht selten kommt es auch vor, daß leicht erkrankte Kinder während der ganzen Dauer der Krankheit die Schule besuchen, ohne daß Eltern oder Lehrer von der Erkrankung eine Ahnung haben. Gerade auf diese leichte Erkrankungen muß namentlich auch seitens der Lehrpersonen geachtet werden, da bei diesen Erkrankungen die sonstigen Schutzmaßregeln keine Anwendung finden und weil vielfach unter Laien die Ansicht weit verbreitet ist, daß die sogen. leichten Fälle hinsichtlich der Übertragbarkeit viel weniger zu fürchten seien.

Von hervorragender Bedeutung für die zu ergreifenden Maßregeln ist die Frage, ob auch durch gesunde Kinder infektions-

2. Die Infektionsquellen für die Schule.

tüchtiges Material in die Schule eingeschleppt werden kann. Die ärztliche Erfahrung spricht dafür, daß eine Reihe von Infektionskrankheiten, z. B. Diphtherie, Scharlach und Masern, durch dritte Personen übertragen werden kann. Für Diphtherie und Typhus konnte die Möglichkeit einer Übertragung durch gesunde dritte Personen dadurch erwiesen werden, daß bei anscheinend Gesunden aus der Umgebung von Diphtherie- bezw. Typhuskranken Diphtherie- bezw. Typhusbazillen in der Mundhöhle bezw. in den Stuhlgängen bakteriologisch nachgewiesen werden konnten. Wieweit auf solche Personen, die sogen. Bazillenträger, die Absperrmaßregeln angezeigt erscheinen, wird bei Erörterung der zu ergreifenden Maßnahmen zwecks Verhütung der Weiterverbreitung ansteckender Krankheiten in der Schule zu erwägen sein.

Außer durch die Schüler kann natürlich auch durch den Lehrer eine ansteckende Krankheit in die Schule getragen werden. Daß ein Lehrer an einer akuten Infektionskrankheit, wie Diphtherie oder Scharlach, erkrankt, wird zu den Seltenheiten gehören, da einmal der Altersunterschied eine geringere Disposition für akute Infektionskrankheiten bedingt, andererseits kommt der Lehrer mit dem einzelnen Schüler in nicht so nahe und dauernde Berührung, wie die Schüler untereinander. Dagegen werden besondere Schutzmaßregeln dadurch häufiger nötig werden, daß Familienangehörige des Lehrers von ansteckenden Krankheiten befallen werden. Ungleich häufiger als durch akute Infektionskrankheiten wird der Lehrer durch eine chronische Infektionskrankheit, nämlich die Tuberkulose, eine Gefahr für die Schüler bedeuten können.

In ähnlicher Weise wie der Lehrer, wenn auch in geringerem Grade, werden auch der Schuldiener und Reinigungspersonen zur Einschleppung einer ansteckenden Krankheit in die Schule Veranlassung geben können.

Schließlich können Krankheitskeime auch ohne Vermittelung lebender Personen durch tote Gegenstände, durch die von den Schulkindern mitgebrachten Sachen, Kleidungsstücke, durch Luft, Boden, Wasser in die Schule gelangen. Bei dieser Art von Übertragung ansteckender Krankheiten lassen sich Einschleppung und Weiterverbreitung so schwer trennen, daß dieselben besser gemeinsam besprochen werden.

Bezüglich der Weiterverbreitung ansteckender Krankheiten durch die Schule verdient zunächst noch ein gewisser Gegensatz zwischen den Schulen der Stadt und denen des Landes hervorgehoben zu werden, auf den Schäfer aufmerksam gemacht hat. Die städtische Schule rekrutiert sich gewöhnlich fast ausschließlich aus der Ortsbevölkerung, an der ländlichen dagegen beteiligen sich meist mehrere Ortschaften. Wird die städtische Schule infiziert, so greift die Infektion gewöhnlich nicht über den Stadtbezirk hinaus; wird dagegen ein Dorf infiziert, so befällt die Seuche in kurzer Zeit oft den ganzen Schulsprengel. Die Schule ist für das Land einer der Hauptverbreitungswege ansteckender Krankheiten. Gelingt es, ihn durch rechtzeitige Schließung der Schule abzuschneiden, dann bleibt der übrige Schulsprengel oft ganz verschont, weil die anderen Verbreitungswege bei den erschwerten Verkehrsverhältnissen des Landes der Schule gegenüber viel weniger in Betracht kommen. So erklärt sich die häufig beobachtete, fast paradox erscheinende Tatsache, daß in einem verseuchten Landgebiete oft einzelne Schulsprengel als intakte Inseln stehen bleiben, während das übrige Gebiet gleichsam von der Seuche überflutet ist.

3. Die Verbreitungsart der Krankheitserreger innerhalb der Schule.

Wie im allgemeinen, so kommt auch für die Schule als hauptsächlichster Verbreitungsweg der Infektionskeime der von Mensch zu Mensch in Betracht. Die Übertragung geschieht dabei meist unmittelbar, da die vielfachen Berührungen der Schuljugend untereinander beim Spielen u. dergl. die reichlichste Gelegenheit dazu geben. Besonders gefährlich sind hier wieder Berührungen des Mundes, der Nase, der Augen und der Hände der Kinder untereinander. Bei diesen Berührungen, Kontakte, bleiben leicht Krankheitserreger an den Händen des berührenden Kindes haften und stellen naturgemäß eine um so größere Infektionsgefahr dar, als die Reinlichkeit desselben zu wünschen übrig läßt. Von den infizierten Händen des Kindes aus gelangen dann die Infektionserreger durch bewußte oder unbewußte Berührungen des Mundes, der Nase und der Augen in den Körper hinein.

Es ist zweifellos, daß diese Art des Transports für die meisten ansteckenden Krankheiten eine große Rolle spielt. Auf die Verhütung derartiger Berührungen wird der Lehrer jedoch nur einen geringen Einfluß ausüben können.

3. Die Verbreitungsart der Krankheitserreger ꝛc.

Eine dieser direkten Übertragung sehr nahestehende Art der Infektion ist die durch die Aufnahme der in Form feinster Tröpfchen verspritzten Krankheitserreger. Es ist das Verdienst Flügges, hierauf mit Nachdruck hingewiesen zu haben. Flügge und seine Schüler haben nämlich gezeigt, daß beim Sprechen, Husten, Niesen und Räuspern zahlreiche feinste Schleimtröpfchen aus der Mundhöhle geschleudert werden und daß, wenn Krankheitserreger in der Mundhöhle eines Menschen sich befinden, auf diese Weise zahlreiche, in feinsten Schleimtröpfchen enthaltene Krankheitserreger in die Außenwelt gelangen. Diese winzigen Tröpfchen, die mit dem bloßen Auge größtenteils gar nicht sichtbar sind, halten sich eine Zeitlang schwebend und können daher von Personen der Umgebung eingeatmet werden. Diese Art der Infektion spielt zweifellos auch in der Schule eine große Rolle, und namentlich sind es die Tuberkulose, Diphtherie, Genickstarre, Keuchhusten und die akuten Exantheme (Scharlach, Masern und Röteln), welche auf diese Art leicht verbreitet werden können. Es erscheint jedoch auch nicht ausgeschlossen, daß auf diese Weise eingeatmete Krankheitserreger auch durch Verschlucken von Speichel und Schleim in den Darmkanal geraten und hier Infektion bewirken (Typhus).

Die Gefahr der infektiösen Berührungen und namentlich die Gefahr der soeben geschilderten sogen. „Tröpfcheninfektion" ist naturgemäß um so größer, je mehr Schüler auf denselben Raum kommen. Nach einem preußischen Ministerialerlasse vom Jahre 1895 soll als Regel gelten, daß einklassige Schulen im allgemeinen nicht über 80 Kinder enthalten und daß bei mehrklassigen Schulen nicht über 70 Kinder gemeinsam unterrichtet werden sollen. In der Praxis stoßen sich jedoch „im Raume hart die Sachen". So sah ich auf dem Lande in einzelnen Fällen über 90 Kinder in einem Schulzimmer untergebracht. Freilich kommt es nicht allein auf die Schülerzahl in der Klasse, sondern auch auf den zur Verfügung stehenden Luftraum und die Bodenfläche an. Ersterer ist in dem erwähnten Ministerialerlasse auf mindestens 2,25 cbm festgesetzt. Diese Vorschrift fand ich auf dem Lande meist, wenn auch eben noch, erfüllt. Über die pro Kopf eines Kindes zu fordernde Bodenfläche ist in dem erwähnten Ministerialerlasse keine Angabe gemacht, wohl aber über die Größe eines Sitzplatzes für ein Schulkind, der durchschnittlich mindestens 50 cm breit sein soll. Solbrig sah jedoch bei der Untersuchung der Schulen von 4 schlesischen Kreisen in

25 % der Klassen die Schüler so eng sitzen, daß die Mindestbreite nicht eingehalten war. Diese Verhältnisse sind in den meisten Großstädten viel günstiger. Hier haben wir oft wahre Schulpaläste. Aber auch auf dem Lande nimmt die Zahl der den hygienischen Anforderungen entsprechenden Schulgebäude immer mehr zu. Das Tempo des Ersatzes der alten Schulgebäude ist hier allerdings etwas langsamer, da die ländlichen Gemeinden oft nur mit knappen Mitteln zu rechnen haben und der Staat oft ganz erhebliche Zuschüsse leisten muß.

Bei Errichtung von Neubauten dürfte indes entschieden an den Forderungen namhafter Hygieniker wie Flügge, Rubner u. a. festzuhalten sein, daß für jüngere Schüler 4—5, für ältere 6 bis 7 cbm und 1 qm bezw. 1,5 qm Bodenfläche vorgesehen werden, unter der Annahme, daß in der Stunde dreimalige Lufterneuerung möglich ist. Diese modernen Schulzimmer sollten auch nicht mehr als 50 Kinder im Durchschnitt aufnehmen. Werden diese berechtigten Forderungen erfüllt, so wird neben anderen Infektionsgefahren auch die der „Tröpfcheninfektion" gemindert.

Zur Verhütung der „Tröpfcheninfektion" kann der Lehrer in der Schule sehr viel beitragen, wenn er die Kinder dazu anhält, beim Husten und Niesen den Kopf von den benachbart sitzenden Kindern abzuwenden und womöglich das Taschentuch vor den Mund zu halten.

Aber nicht nur durch Einatmung von mit Krankheitskeimen beladenen Tröpfchen, sondern auch durch Einatmung von mit Krankheitserregern behaftetem Staub kann eine Weiterverbreitung von ansteckenden Krankheiten (Tuberkulose, Diphtherie, Scharlach, Masern) erfolgen. Da es bekanntlich gerade in der Schule zu einer massenhaften Staubablagerung kommt, gewinnt derselbe als Träger von Mikroorganismen eine erhöhte Bedeutung. Es ist experimentell nachgewiesen, wie außerordentlich der Bakteriengehalt der Klassenluft beim Aufwirbeln des Staubes z. B. vor Beginn des Unterrichts und mit dem Beginn der Pause zunimmt. Auch beim Turnen in geschlossenen Hallen wird derselbe massenhaft aufgewirbelt. Hier ist der Staub für die Kinder noch gefährlicher, da er bei dem rascheren und tieferen Atmen bis in die feinsten Luftröhrenverzweigungen der Lungen eindringt. Stark abgenutzte Dielen mit breiten Fugen, besonders aber die vielfach, namentlich auf dem Lande, ganz ungenügende Reinigung des Fußbodens, der Wände und Gerätschaften

3. Die Verbreitungsart der Krankheitserreger 2c.

des Schulzimmers tragen zur Vermehrung der Staubbildung bei. Bemerkt sei noch, daß unsere gewöhnlichen Ventilationsvorrichtungen, selbst die maschinellen, nicht imstande sind, eine wesentliche Menge staubförmiger Verunreinigungen aus der Zimmerluft zu entfernen, daß es jedoch gelingt, durch kräftigen Zug die Luft eines unbewohnten bezw. unbenutzten Zimmers bald keimfrei zu machen. Eine energische Durchlüftung der Klassenzimmer während der Pausen durch Öffnen der Fenster und Türen kann daher den Lehrern nicht dringend genug ans Herz gelegt werden.

Meyrich hat berechnet, daß jedes Schulkind allein mit den Schuhen täglich 60—70 g Schmutz einschleppt, eine Menge, welche bei nasser Witterung etwa um das Fünffache erhöht wird.

Wenn schon der Luftstaub überhaupt als gesundheitsschädlich zu betrachten ist, da er tiefe Einatmungen hindert und durch Reizung der Schleimhäute Katarrhe der oberen Luftwege herbeiführt und dadurch eine Krankheitsdisposition schaffen kann, so ist er es deshalb um so mehr, als er sehr häufig, wie erwähnt, Krankheitserreger mit sich führt. So werden gelegentlich Tuberkelbazillen in dem Schulstaub enthalten sein, wenn schwindsüchtige Lehrer oder Schüler sich in einer Schule befinden und dieselben ihren Auswurf nicht in Spucknäpfe entleeren. Ähnliche Verhältnisse liegen bei Diphtherie vor. Nicht zu selten werden sich auch die Hautabschilferungen von Schulkindern, die an akuten Exanthemen (Scharlach und Masern) leiden oder gelitten haben, dem Schulstaube beimischen. Die Gefahr der Weiterverbreitung von ansteckenden Krankheiten durch den Schulstaub kann aber wesentlich herabgesetzt werden durch gründliches und rationelles Reinigen bezw. Reinhalten der Schulräume. Dieser wichtige Punkt soll noch eingehender bei der Besprechung der Verhütung der Verbreitung ansteckender Krankheiten in der Schule erörtert werden.

Indirekte Übertragungen können noch auf mannigfache andere Art zustande kommen. So können sich die Kinder in der Schule durch alle möglichen Berührungen von Gegenständen, welche mit dem Ansteckungsstoff zufällig behaftet sind, infizieren; dahin gehören Übertragungen durch Treppengeländer, Türgriffe, Schulbänke usw.

Ganz besonders gefährlich erscheint noch die gemeinsame Benutzung von Trinkbechern. Meist sind diese nur in sehr beschränkter Zahl vorhanden. Es dürfte daher möglichst dahin zu streben sein, für jede Klasse ein kleines Schränkchen zu beschaffen, in dem für ein jedes Kind der betreffenden Klasse ein mit einer Nummer versehener Trinkbecher vorhanden ist. Die hygienisch vollkommenste Trinkart ist das Trinken von sprudelndem Wasser direkt ohne Vermittlung eines Trinkgefäßes. Dieses Prinzip ist bereits in einigen großstädtischen Schulen durch die Aufstellung von sogen. Trinkspringbrunnen verwirklicht worden, dies sind Becken, aus denen aus mehreren in hinreichenden Abständen stehenden Düsen ebensoviel Trinkstrahlen aufspringen. Wenn eine dieser Einrichtung nicht zu erreichen ist, so wird der Lehrer die Schüler dazu anhalten, vor jedem Gebrauch den Trinkbecher kräftig und wiederholt zu spülen.

Auch eine Übertragung durch Bücher ist namentlich für Diphtherie und Tuberkulose nicht in Abrede zu stellen. Der Lehrer wird daher möglichst eine Verwechselung der Schulbücher zu verhindern suchen und den Kindern verbieten, beim Umschlagen der Blätter eines Buches die Finger zu belecken.

Da bei der bekannten Neigung der Kinder, Federhalter, Bleistifte usw. in den Mund zu nehmen, ebenfalls leicht Ansteckungen vermittelt werden können, wird der Lehrer den Kindern auch diese Unsitte abzugewöhnen suchen.

Auch durch das Tauschen von allerlei Gegenständen, wie Briefmarken, Münzen u. dergl., werden gelegentlich Infektionskeime unter den Schulkindern verbreitet werden können.

Endlich werden auch infizierte Taschentücher und Kleidungsstücke teils durch Berührungen, teils dadurch, daß sich feinste, mit Krankheitserregern behaftete Stoffäserchen als Staub der Einatmungsluft beimischen, zu Infektionen in der Schule führen können. Dies dürfte hauptsächlich für Diphtherie und Tuberkulose gelten.

Aus diesem Grunde dürfte auch darauf zu achten sein, daß einmal die Garderobe außerhalb der Klassenzimmer untergebracht wird, und ferner, daß für jedes Kind wenigstens ein besonderer Kleiderhaken vorhanden ist, um das Auf- und Übereinanderhängen von Hüten und Kleidungsstücken verschiedener Kinder zu vermeiden.

Das es bei dem weit verbreiteten Brauche, Kinder an den Leichenfeierlichkeiten im Hause verstorbener Schulkameraden teilnehmen zu lassen oder Kinder beim Tragen des Sarges zu verwenden, oder gar durch die hier und da vorkommende Unsitte, Schulkinder am offenen Sarge singen zu lassen, leicht zu Infektionen kommen kann, liegt auf der Hand. Die Beteiligung von Schul-

3 Die Verbreitungsart der Krankheitserreger ꝛc.

kindern an solchen Gelegenheiten ist, soweit ansteckende Krankheiten nicht mit Bestimmtheit auszuschließen sind, am besten ganz zu verbieten.

Außer Schulkindern und Lehrern können natürlich auch mangelhafte Einrichtungen der Schule selbst zur Verbreitung ansteckender Krankheiten Veranlassung geben.

So können durch die Aborte Infektionen von Typhus, Ruhr und Cholera vermittelt werden, und zwar um so eher, je mangelhafter die Aborteinrichtungen beschaffen sind. Vielfach findet man in dieser Beziehung gerade auf dem Lande, im Gegensatz zur Stadt, noch sehr wenig erfreuliche Zustände. Die Schulaborte sind oft von primitivster Form, ohne zureichende Beleuchtung und Ventilation, die Abortsitze und deren Umgebung mitunter in ekelerregender Weise beschmutzt. Papier, das zu einem gewissen Zwecke sonst in diesen stillen Winkeln gebraucht zu werden pflegt, habe ich bei meinen Revisionen noch in keinem ländlichen Schulabort gesehen, ja selbst in großstädtischen Schulen vermißt. Es wäre nicht nur eine hygienische, sondern auch eine erzieherische Maßregel, wenn die Schulbehörden bezw. Lehrer zur Einführung dieses fast kostenlosen Kulturgegenstandes allenthalben schritten. Aus demselben Grunde müßte bei den Aborteinrichtungen wenigstens in Ortschaften mit Wasserleitung eine Gelegenheit zum Händewaschen vorhanden sein.

Ferner kann die Wasserversorgung der Schule unter Umständen die Quelle von Infektionen werden; es kommen hier vor allem Typhus, Ruhr und Cholera in Betracht. Ist das Wasser die Ursache der Erkrankungen, so erfolgt gewöhnlich ein explosionsartiges Auftreten der Krankheit mit zahlreichen Fällen. Sind die Schulen an die städtischen oder Gemeinde-Wasserleitungen angeschlossen, so wird dies ein seltenes Vorkommnis sein, da die zentralen Wasserversorgungen der Städte und Ortschaften sich heutzutage meist in einem einwandfreien Zustande befinden. Anders verhält es sich auf dem Lande, wo noch die Brunnenwasserversorgung für die Schulen vorherrscht. Man sieht hier die Brunnen vielfach ganz unzweckmäßig angelegt, in der Nähe von Aborten bezw. Abortgruben, Düngerstätten und Jauchegruben, Abwässergräben und dergl. mehr. Dabei weisen die Brunnen, meist Kessel- oder Schachtbrunnen, vielfach undichte Brunnenwandungen auf und sind nicht hoch genug über den Boden aufgeführt, so daß also ein eigentlicher Brunnenkranz fehlt. Außerdem sind diese Brunnen oft ungenügend oder überhaupt nicht abgedeckt. Ist den Brunnen eine Pumpe aufgesetzt, so fehlen häufig Rinnsteine für das überschüssig ausgepumpte Wasser, oder dieselben sind defekt, so daß Spülwasser wieder in den Schacht gelangen kann. Auf diese Weise sind solche Brunnen allen möglichen Verunreinigungen ausgesetzt, und damit besteht die Gefahr, daß mit diesen gelegentlich auch Infektionserreger, insbesondere Typhus- oder Ruhrbazillen, in das Brunnenwasser gelangen. Zuweilen beziehen ländliche Schulen mangels eines eigenen Brunnens Trinkwasser sogar aus einem Brunnen eines Nachbargrundstückes, ein Zustand, der vollends zu verwerfen ist. Der Lehrer bezw. Schulleiter muß diese Mängel der hygienischen Einrichtungen kennen, um rechtzeitig der zuständigen Behörde Anzeige erstatten bezw. die erforderlichen Untersuchungen in die Wege leiten zu können.

Schließlich können noch durch Nahrungsmittel, wie Milch, Semmel u. dergl., die in manchen städtischen Schulen kostenlos an die Schüler verabfolgt werden, gelegentlich Infektionskrankheiten verbreitet werden. Einwandfreie Bezugsquellen werden gegen Einschleppungen von Krankheitserregern mit diesen Nahrungsmitteln in die Schule mit ziemlicher Sicherheit schützen.

Ohne Berücksichtigung der häuslichen Verhältnisse der Schulkinder würde man die Rolle, welche die Schule bei der Verbreitung ansteckender Krankheiten spielt, nicht richtig beurteilen. Der Umstand, daß nach den statistischen Erhebungen die Mehrzahl der Erkrankungs- und Sterbefälle an Diphtherie, Scharlach, Masern, Röteln und Keuchhusten auf das vorschulpflichtige Alter entfällt, bedingt die große Gefahr, daß eine in der Häuslichkeit unter vorschulpflichtigen Kindern zum Ausbruch gekommene Infektionskrankheit durch schulpflichtige Kinder verschleppt wird und umgekehrt. Es besteht also eine rege Wechselwirkung zwischen Schule und Haus. Aber gerade die ungünstigen sozialen Verhältnisse, namentlich Wohnungsverhältnisse, in denen die große Mehrzahl des Volkes noch lebt, Virchows status familicus, bilden auch heute noch den geeignetsten Nährboden für die Weiterverbreitung von Infektionen und ein Hauptmoment für die Einschleppung ansteckender Krankheiten in die Schule.

4. Die Verhütung der Verbreitung übertragbarer Krankheiten durch die Schulen im allgemeinen.

Gesetzliche Unterlagen, insbesondere der preußische Ministerialerlaß, betr. Anweisung zur Verhütung der Verbreitung übertragbarer Krankheiten durch die Schulen, vom 9. Juli 1907.

Nachdem wir die Natur der Krankheitserreger, ihre Eintrittspforten zu dem menschlichen Körper und die Wege ihrer Verbreitung in der Schule kennen gelernt haben, erhebt sich die Frage der Verhütung der Ausbreitung der ansteckenden Krankheiten in bezw. durch die Schule.

Die Bekämpfung ansteckender Krankheiten überhaupt geschieht im Deutschen Reiche, soweit gemeingefährliche Krankheiten in Betracht kommen, nach dem Reichsgesetz, betr. die Bekämpfung gemeingefährlicher Krankheiten, vom 30. Juni 1900 (R.-G.-Bl. S. 306 ff.). Dasselbe bezieht sich nur auf Aussatz (Lepra), Cholera, Fleckfieber (Flecktyphus), Gelbfieber, Pest und Pocken (Blattern). Es behandelt also nur die bei uns nicht heimischen pandemischen Volksseuchen und hat sich in bezug auf die anderen übertragbaren Krankheiten nur auf wenige Bestimmungen von allgemeiner Bedeutung beschränkt. Der Bekämpfung der anderweitigen übertragbaren Krankheiten dient in Preußen das Gesetz, betr. die Bekämpfung übertragbarer Krankheiten, vom 28. August 1905 (G.-S. S. 373 ff.) als Grundlage. Daß die Verhütung der Verbreitung übertragbarer Krankheiten in der Schule Sache der Schulaufsichtsbehörden ist, ist in den Motiven zu dem Reichsgesetze, dem sich das preußische Seuchengesetz in diesem Punkte anschloß, deutlich ausgedrückt: „Das Recht der Schulverwaltung, behufs Verhütung der Verbreitung übertragbarer Krankheiten durch die Schulen ihr geeignet erscheinende Anordnungen zu treffen, wird durch die Bestimmungen des Entwurfs (d. i. des Gesetzes), welcher es nur mit Maßnahmen polizeilichen Charakters zu tun hat, nicht berührt" (Begründung des preuß. Ges.-Entwurfs, Drucksache des Abg.-Hauses Nr. 25 für 1904, S. 44).

Hiernach unterliegt es keinem Zweifel, daß die Schulaufsichtsbehörden die gegen die Weiterverbreitung ansteckender Krankheiten durch die Schule erforderlichen Schutzmaßregeln selbst anzuordnen haben. Demgemäß sind in fast allen Bundesstaaten besondere Anweisungen zur Verhütung der Verbreitung ansteckender Krankheiten durch die Schulen erlassen, die sich mit Recht nicht nur auf die gemeingefährlichen Krankheiten des Reichsseuchengesetzes beschränken, sondern entsprechend den besonderen landesgesetzlichen Vorschriften auch alle anderen hier in Betracht kommenden übertragbaren Krankheiten berücksichtigen.

Die neueste und wohl auch umfassendste derartige Anweisung ist diejenige für Preußen[1]), welche in dem Ministerialerlasse vom 9. Juli 1907 enthalten ist. Dieser wichtige Erlaß hat folgenden Wortlaut:

„Erlaß vom 9. Juli 1907, betr. die Anweisung zur Verhütung der Verbreitung übertragbarer Krankheiten durch die Schulen.

Mit dem Zeitpunkt des Inkrafttretens des Gesetzes, betr. die Bekämpfung übertragbarer Krankheiten, vom 28. August 1905 (G.-S. S. 373) sind die Vorschriften des Regulativs vom 8. August 1835 (G.-S. S. 240) außer Kraft getreten. Die auf Grund des Regulativs durch Verfügung meines Herrn Amtsvorgängers und des Herrn Ministers des Innern vom 14. Juli 1884 erlassene „Anweisung zur Verhütung der Übertragung ansteckender Krankheiten durch die Schulen" (M.-Bl. d. i. V. S. 198) hebe ich daher im Einverständnis mit dem Herrn Minister des Innern hiermit auf. An Stelle dieser Anweisung tritt von jetzt an die in der Anlage beigefügte „Anweisung zur Verhütung der Verbreitung übertragbarer Krankheiten durch die Schulen".

Durch diese Anweisung werden die Vorsteher der Schulen und die Schulaufsichtsbehörden zu einer gesteigerten Mitwirkung bei der Verhütung und Bekämpfung übertragbarer Krankheiten herangezogen. Ich gebe mich der Erwartung hin, daß sie dieser Aufgabe im Interesse der ihnen anvertrauten Jugend ihre volle Aufmerksamkeit widmen werden.

Die Rechte und Pflichten der Polizeibehörden hinsichtlich der Bekämpfung der übertragbaren Krankheiten werden durch diese Anweisung nicht berührt.

---

[1]) Fast gleichlautende Bestimmungen sind z. B. im Königreich Sachsen durch Verordnung vom 14. und 27. Februar 1908, in Oldenburg durch Ministerialerlaß vom 13. November 1907, in Sachsen-Altenburg durch Verordnung vom 30. Januar 1908, in Schaumburg-Lippe durch Bekanntmachung vom 20. Dezember 1907 getroffen.

4. Die Verhütung der Verbreitung übertragbarer Krankheiten 2c.

Euerer Hochwohlgeboren stelle ich ergebenst anheim, hiernach das Weitere im Benehmen mit der Schulabteilung zu veranlassen.

Der Minister der geistlichen 2c. Angelegenheiten.

1. An die Herren Regierungspräsidenten und den Herrn Polizeipräsidenten in Berlin.
2. An die Herren Oberpräsidenten. 3. An die Königlichen Provinzial=Schulkollegien.

Anlage.

Anweisung zur Verhütung der Verbreitung übertragbarer Krankheiten durch die Schulen.

§ 1. Die Schulbehörden sind verpflichtet, der Verbreitung übertragbarer Krankheiten durch die Schule tunlichst entgegenzuwirken und die beim Auftreten dieser Krankheiten hinsichtlich der Schulen und anderen Unterrichtsanstalten erforderlichen Anordnungen nach Maßgabe der nachstehenden Vorschriften zu treffen.

§ 2. Auf die Reinhaltung der Schulgrundstücke, namentlich der Umgebung der Brunnen und der Schulräume einschließlich der Bedürfnisanstalten, ist besondere Aufmerksamkeit zu richten. Die Klassenzimmer sind täglich auszukehren und wöchentlich mindestens zweimal feucht aufzuwischen, während der Schulpausen und der schulfreien Zeit zu lüften und der kalten Jahreszeit angemessen zu erwärmen. Die Bedürfnisanstalten sind regelmäßig zu reinigen und erforderlichenfalls zu desinfizieren. Jährlich mindestens dreimal hat eine gründliche Reinigung der gesamten Schulräume einschließlich des Schulhofes zu erfolgen. Auch empfiehlt es sich, in angemessenen Zwischenräumen das Wasser der Schulbrunnen bakteriologisch untersuchen zu lassen.

§ 3. Folgende Krankheiten machen wegen ihrer Übertragbarkeit besondere Anordnungen für die Schulen und andere Unterrichtsanstalten erforderlich:

a) **Aussatz** (Lepra), **Cholera** (asiatische), **Diphtherie** (Rachenbräune), **Fleckfieber** (Flecktyphus), **Gelbfieber**, **Genickstarre** (übertragbare), **Pest** (oriental. Beulenpest), **Pocken** (Blattern), **Rückfallfieber** (Febris recurrens), **Ruhr** (übertragbare Dysenterie), **Scharlach** (Scharlachfieber) und **Typhus** (Unterleibstyphus);

b) **Favus** (Erbgrind), **Keuchhusten** (Stickhusten), **Körnerkrankheit** (Granulose, Trachom), **Krätze**, **Lungen= und Kehlkopftuberkulose**, wenn und solange in dem Auswurf Tuberkelbazillen enthalten sind, **Masern**, **Milzbrand**, **Mumps** (über-

2*

tragbare Ohrspeicheldrüsenentzündung, Ziegenpeter), Röteln, Rotz, Tollwut (Wasserscheu, Lyssa) und Windpocken.

§ 4. Lehrer und Schüler, welche an einer der in § 3 genannten Krankheiten leiden, bei Körnerkrankheit jedoch nur, solange die Kranken deutliche Eiterabsonderung haben, dürfen die Schulräume nicht betreten. Dies gilt auch von solchen Personen, welche unter Erscheinungen erkrankt sind, welche nur den Verdacht von Aussatz, Cholera, Fleckfieber, Gelbfieber, Pest, Pocken, Rotz, Rückfallfieber oder Typhus erwecken.

Die Ortspolizeibehörden sind angewiesen, von jeder Erkrankung eines Lehrers oder Schülers an einer der in Abs. 1 bezeichneten Krankheiten, welche zu ihrer Kenntnis gelangt, dem Vorsteher der Anstalt (Direktor, Rektor, Hauptlehrer, ersten Lehrer, Vorsteherin usw.) unverzüglich Mitteilung zu machen.

Werden Lehrer oder Schüler von einer der in Abs. 1 bezeichneten Krankheiten befallen, so ist dies dem Vorsteher der Anstalt unverzüglich zur Kenntnis zu bringen.

§ 5. Gesunde Lehrer und Schüler aus Behausungen, in denen Erkrankungen an einer der im § 3a genannten Krankheiten vorgekommen sind, dürfen die Schulräume nicht betreten, soweit und solange eine Weiterverbreitung der Krankheit aus diesen Behausungen durch sie zu befürchten ist.

Die Ortspolizeibehörden sind angewiesen, von jeder Fernhaltung einer Person vom Schul- und Unterrichtsbesuche dem Vorsteher der Schule (Direktor, Rektor, Hauptlehrer, ersten Lehrer, Vorsteherin usw.) unverzüglich Mitteilung zu machen.

Es ist auch seitens der Schule darauf hinzuwirken, daß der Verkehr der vom Unterricht ferngehaltenen Schüler mit anderen Kindern, insbesondere auf öffentlichen Straßen und Plätzen möglichst eingeschränkt wird.

Lehrer und Schüler sind davor zu warnen, Behausungen zu betreten, in denen sich Kranke der in § 3a bezeichneten Art oder Leichen von Personen, welche an einer dieser Krankheiten gestorben sind, befinden. Die Begleitung dieser Leichen durch Schulkinder und das Singen der Schulkinder am offenen Grabe ist zu verbieten.

§ 6. Die Wiederzulassung zur Schule darf erfolgen:
a) bei den in § 4 genannten Personen, wenn entweder eine Weiterverbreitung der Krankheit durch sie nach ärztlicher Bescheinigung nicht mehr zu befürchten, oder die für den Verlauf der Krank-

4. Die Verhütung der Verbreitung übertragbarer Krankheiten ꝛc.

heit erfahrungsgemäß als Regel geltende Zeit abgelaufen ist. In der Regel dauern Pocken und Scharlach sechs, Masern und Röteln vier Wochen. Es ist darauf zu achten, daß die erkrankt gewesenen Personen vor ihrer Wiederzulassung gebadet, und ihre Wäsche, Kleidung und persönlichen Gebrauchsgegenstände vorschriftsmäßig gereinigt bezw. desinfiziert werden;

b) bei den in § 5 genannten Personen, wenn die Erkrankten genesen, in ein Krankenhaus übergeführt oder gestorben, und ihre Wohnräume, Wäsche, Kleidung und persönlichen Gebrauchsgegenstände vorschriftsmäßig desinfiziert worden sind.[1]

§ 7. Kommt in einer Schule oder anderen Unterrichtsanstalt eine Erkrankung an Diphtherie vor, so ist allen Personen, welche in der Anstalt mit dem Erkrankten in Berührung gekommen sind, dringend anzuraten, sich unverzüglich durch Einspritzung von Diphtherieheilserum gegen die Krankheit immunisieren zu lassen.

§ 8. Kommt in einer Schule oder anderen Unterrichtsanstalt eine Erkrankung an Diphtherie, übertragbarer Genickstarre oder Scharlach vor, so ist allen Personen, welche in der Anstalt mit dem Erkrankten in Berührung gekommen sind, dringend anzuraten, in den nächsten Tagen täglich Rachen und Nase mit einem desinfizierenden Mundwasser auszuspülen.

§ 9. Schüler, welche an Körnerkrankheit leiden, dürfen, solange sie keine deutliche Eiterabsonderung haben, am Unterricht teilnehmen, müssen aber besondere, von den gesunden Schülern genügend weit entfernte Plätze angewiesen erhalten und haben Berührungen mit den gesunden Schülern tunlichst zu vermeiden.

§ 10. Es ist darauf zu halten, daß Lehrern und Schülern, welche unter Erscheinungen erkrankt sind, die den Verdacht der Lungen- und Kehlkopftuberkulose erwecken — Mattigkeit, Abmagerung, Blässe, Hüsteln, Auswurf usw. — einen Arzt befragen und ihren Auswurf bakteriologisch untersuchen lassen.

Es ist dafür Sorge zu tragen, daß in den Schulen an geeigneten Plätzen leicht erreichbare, mit Wasser gefüllte Speigefäße in ausreichender Anzahl vorhanden sind. Das Spucken auf den Fußboden der Schulzimmer, Korridore, Treppen sowie auf den Schulhof ist zu untersagen und nötigenfalls zu bestrafen.

---

[1] Die Polizeibehörde ist jedoch berechtigt, im Einzelfalle die Zeit der Ausschließung von kranken oder gesunden Personen entsprechend zu verlängern (M.-E. vom 24. Februar 1908).

§ 11. Kommt in einer Schule oder anderen Unterrichtsanstalt eine Erkrankung an Pocken vor, so ist allen Personen, welche in der Anstalt mit dem Erkrankten in Berührung gekommen sind, soweit sie nicht die Pocken überstanden haben oder innerhalb der letzten fünf Jahre mit Erfolg geimpft worden sind, dringend anzuraten, sich unverzüglich der Schutzimpfung zu unterziehen.

§ 12. Wenn eine im Schulgebäude selbst wohnhafte Person an Aussatz, Cholera, Diphtherie, Fleckfieber, Gelbfieber, übertragbarer Genickstarre, Keuchhusten, Masern, Mumps, Pest, Pocken, Röteln, Rotz, Rückfallfieber, übertragbarer Ruhr, Scharlach oder Typhus oder unter Erscheinungen erkrankt, welche den Verdacht von Aussatz, Cholera, Fleckfieber, Gelbfieber, Pest, Pocken, Rotz, Rückfallfieber oder Typhus erwecken, so ist die Schule unverzüglich zu schließen, falls die erkrankte Person nach dem Gutachten des Kreisarztes weder in ihrer Wohnung wirksam abgesondert, noch in ein Krankenhaus oder einen anderen geeigneten Unterkunftsraum übergeführt werden kann.

Die Anordnung der Schulschließung trifft bei höheren Lehranstalten und bei Lehrerbildungsanstalten der Direktor, im übrigen in Landkreisen der Landrat, in Stadtkreisen der Bürgermeister. Vor jeder Schulschließung ist der Kreisarzt zu hören; auch ist dem Patronat (Kuratorium) in der Regel schon vor Schließung der Anstalt von der Sachlage Kenntnis zu geben.

§ 13. Kommt eine der in § 12 genannten Krankheiten in Pensionaten, Konvikten, Alumnaten, Internaten und dergleichen zum Ausbruch, so sind die Erkrankten mit besonderer Sorgfalt abzusondern und erforderlichenfalls unverzüglich in ein geeignetes Krankenhaus oder in einen anderen geeigneten Unterkunftsraum überzuführen. Die Schließung derartiger Anstalten darf nur im äußersten Notfall geschehen, weil sie die Gefahr einer Verbreitung der Krankheit in sich schließt.

Während der Dauer und unmittelbar nach dem Erlöschen der Krankheit empfiehlt es sich, daß der Anstaltsvorstand nur solche Zöglinge aus der Anstalt vorübergehend oder dauernd entläßt, welche nach ärztlichem Gutachten gesund, und in deren Absonderungen die Erreger der Krankheit bei der bakteriologischen Untersuchung nicht nachgewiesen sind.

§ 14. Für die Beobachtung der in den §§ 2, 4 Abs. 1, 5 Abs. 1 und 4, 6 bis 11 und 13 gegebenen Vorschriften ist der Vorsteher

4. Die Verhütung der Verbreitung übertragbarer Krankheiten ꝛc.

der Schule (Direktor, Rektor, Hauptlehrer, erster Lehrer, Vorsteherin usw.), bei einklassigen Schulen der Lehrer verantwortlich. In den Fällen des § 12 hat der Vorsteher der Schule an den zur Schließung der Schule befugten Beamten unverzüglich zu berichten.

§ 15. In Ortschaften, in welchen Cholera, Diphtherie, Fleckfieber, Gelbfieber, übertragbare Genickstarre, Keuchhusten, Masern, Mumps, Pest, Pocken, Röteln, Rückfallfieber, übertragbare Ruhr, Scharlach oder Typhus in epidemischer Verbreitung auftreten, kann die Schließung von Schulen oder einzelnen Schulklassen erforderlich werden. Über diese Maßregel hat die Schulaufsichtsbehörde nach Anhörung des Kreisarztes zu entscheiden.[1]) Bei Gefahr im Verzuge kann der Vorsteher der Schule (bei höheren Lehranstalten und bei Lehrerbildungsanstalten der Direktor) auf Grund eines ärztlichen Gutachtens die Schließung vorläufig anordnen, hat aber hiervon unverzüglich der Schulaufsichtsbehörde sowie dem Landrat Anzeige zu machen. Auch ist dem Patronat (Kuratorium) in der Regel schon vor Schließung der Anstalt von der Sachlage Kenntnis zu geben. Außerdem ist der Vorsteher der Schule (Direktor) verpflichtet, alle gefahrdrohenden Krankheitsverhältnisse, welche die Schließung einer Schule oder Schulklasse angezeigt erscheinen lassen, zur Kenntnis der Schulaufsichtsbehörde zu bringen.

§ 16. Die Wiedereröffnung einer wegen Krankheit geschlossenen Schule oder Schulklasse kann nur von der in § 12 Abs. 2 bezeichneten Behörde auf Grund eines Gutachtens des Kreisarztes angeordnet werden. Auch muß ihr eine gründliche Reinigung und Desinfektion der Schule oder Schulklasse sowie der dazu gehörigen Nebenräume vorangehen.

§ 17. Die vorstehenden Vorschriften finden auch auf Erziehungsanstalten, Kinderbewahranstalten, Spielschulen, Warteschulen, Kindergärten, Krippen u. dergl. entsprechende Anwendung.[2])

---

[1]) Durch M.-E. vom 28. Januar 1908 ist diese Befugnis allgemein auf die Landräte — in Stadtkreisen auf die Bürgermeister — übertragen; es ist nur der Schulaufsichtsbehörde Mitteilung zu machen.

[2]) Desgleichen auf die Handels- und Gewerbeschulen (Erlaß des preuß. Ministers für Handel vom 13. Dezember 1907). Mit Rücksicht auf den Konfirmandenunterricht soll der Vorsteher der Schule dem Pfarrer (Geistlichen) Kenntnis von dem Vorkommen derartiger Krankheiten unter den Schulkindern geben. (Preuß. Min.-Erlaß vom 19. Februar 1909.)

§ 18. Es empfiehlt sich, die Schüler gelegentlich des naturwissenschaftlichen Unterrichts und bei sonstigen geeigneten Veranlassungen über die Bedeutung, die Verhütung und Bekämpfung der übertragbaren Krankheiten aufzuklären und die Eltern der Schüler für das Zusammenarbeiten mit der Schule und für die Unterstützung der von ihr zu treffenden Maßregeln zu gewinnen."

In dem vorstehenden Erlasse sind die wichtigsten Maßnahmen bezeichnet, welche uns nach dem gegenwärtigen Stande der Wissenschaft zwecks Verhütung der Weiterverbreitung der genannten Krankheiten durch die Schulen zur Verfügung stehen. Es sind im wesentlichen dieselben Waffen, deren wir uns auch beim Auftreten von Infektionskrankheiten außerhalb der Schule bedienen.

Im allgemeinen kommen für die Schulen folgende Maßnahmen in Betracht:
a) die frühzeitige Erkennung der ersten Fälle und die Meldepflicht;
b) die Fernhaltung kranker und krankheitsverdächtiger Lehrer und Schüler vom Schulbesuche, eventuell Absonderung derselben;
c) der Ausschluß gesunder Lehrer und Schüler aus den von übertragbaren Krankheiten befallenen Behausungen;
d) gegebenenfalls die Schließung von Schulen oder einzelner Schulklassen;
e) die Vernichtung der Krankheitserreger, Desinfektion;
f) die Schutzimpfung;
g) die indirekte Bekämpfung übertragbarer Krankheiten:
 α) durch Förderung der Reinlichkeit am Schulkind und im Schulhaus,
 β) durch Überwachung und Verbesserung der hygienischen Einrichtungen der Schule,
 γ) durch Hebung der Widerstandskraft des kindlichen Körpers.

a) Die frühzeitige Erkennung der ersten Fälle und die Meldepflicht.

Um einer Verschleppung von Krankheitskeimen vorzubeugen, kommt es bei allen Infektionskrankheiten zuvörderst darauf an, die Krankheit möglichst früh zu erkennen, um das Weitere veranlassen zu können. Es wird in sehr vielen Fällen, und zwar in solchen, bei denen die Eltern wenig oder nicht mit der erforderlichen Urteilsfähigkeit auf ihre Kinder achten, Aufgabe des Lehrers sein, beginnende Erkrankungen, insbesondere ansteckender Natur, rechtzeitig

4. Die Verhütung der Verbreitung übertragbarer Krankheiten rc.

zu erkennen. Es erscheint daher notwendig, daß der Lehrer über diese Krankheiten einige Kenntnisse besitzt, um alsbald die weiteren Maßregeln ärztlicherseits bezw. behördlicherseits anregen zu können. Es könnte m. E. nur dann von dieser Forderung Abstand genommen werden, wenn die Schulärzte, die ja in den meisten Städten und vielfach auf dem Lande angestellt sind, täglich in der Schule anwesend sein könnten, was jedoch viel zu weit geht, da hierdurch der Unterrichtsbetrieb zu sehr gestört und die Kosten für die ärztliche Schulaufsicht erheblich gesteigert würden.

Das für den Lehrer in bezug auf die Erkennung der einzelnen übertragbaren Krankheiten Wissenswerte ist in dem speziellen Teile der Abhandlung enthalten.

Bezüglich der Meldepflicht ist § 4 Abs. 3 der Anweisung[1]) des preußischen Ministerialerlasses von Wichtigkeit, welcher lautet:

„Werden Lehrer oder Schüler von einer im Absatz 1 (des § 4) bezeichneten Krankheit befallen, so ist dies dem Vorsteher der Anstalt unverzüglich zur Kenntnis zu bringen."

Dies gilt also von Lehrern und Schülern, welche an einer der im § 3 der Anweisung aufgeführten Krankheiten (nämlich Aussatz, Cholera, Diphtherie, Fleckfieber, Gelbfieber, Genickstarre, Pest, Pocken, Rückfallfieber, Ruhr, Scharlach, Typhus, Favus, Keuchhusten, Körnerkrankheit, Krätze, Lungen- und Kehlkopftuberkulose, Masern, Milzbrand, Mumps, Röteln, Rotz, Tollwut, Windpocken) leiden und außerdem von solchen Personen, welche unter Erscheinungen erkrankt sind, welche nur den Verdacht von Aussatz, Cholera, Fleckfieber, Gelbfieber, Pest, Pocken, Rotz, Rückfallfieber oder Typhus erwecken.

Um dieser Vorschrift nachkommen zu können, ist es selbstredend erforderlich, daß die Lehrer auf den Gesundheitszustand ihrer Schüler und etwaige Abweichungen davon ein genaues Augenmerk richten.

Da der Vorsteher der Schule nach § 14 der „Anweisung" dafür verantwortlich ist, daß Lehrer und Schüler, welche in der in § 4 Abs. 1 bezeichneten Weise erkrankt sind, die Schulräume nicht betreten, wird derselbe in allen gegebenen Fällen zweckmäßigerweise

---
[1]) Wenn im Nachfolgenden der Kürze halber nur noch von der „Anweisung" die Rede ist, so ist damit immer die des preußischen Ministerialerlasses gemeint.

an die zuständige Polizeibehörde Anzeige erstatten, obwohl dies in dem betreffenden Ministerialerlasse nicht ausdrücklich gesagt ist.

Umgekehrt sind ja auch die Ortspolizeibehörden angewiesen bezw. verpflichtet, von jeder Erkrankung eines Lehrers oder Schülers an einer der in § 4 Abs. 1 bezeichneten Krankheiten, welche zu ihrer Kenntnis gelangt, dem Vorsteher der Anstalt unverzüglich Mitteilung zu machen (s. § 4 Abs. 2 der „Anweisung"). Das Gleiche gilt von jeder polizeilichen Fernhaltung einer Person vom Schul- und Unterrichtsbesuche (s. § 5 Abs. 2 der Anweisung).

Ereignet sich ein Fall einer übertragbaren Krankheit in einer Erziehungsanstalt, deren Zöglinge in der Anstalt selbst wohnen (Pensionat, Konvikt, Alumnat, Internat u. dergl.), so ist die in dem schon erwähnten Reichsseuchengesetz vom 30. Juni 1900 bezw. die in dem preußischen Seuchengesetz vom 28. August 1905 vorgeschriebene Anzeigepflicht direkt geboten.

Nach dem Reichsseuchengesetz sind anzeigepflichtig jede Erkrankung und jeder Todesfall an Aussatz (Lepra), Cholera (asiatischer), Fleckfieber (Flecktyphus), Gelbfieber, Pest (orientalischer Beulenpest), Pocken (Blattern); ferner nach dem preußischen Seuchengesetz jede Erkrankung und jeder Todesfall an Diphtherie (Rachenbräune), Genickstarre (übertragbarer), Kindbettfieber, Körnerkrankheit (Granulose, Trachom), Rückfallfieber (Febris recurrens), Ruhr, übertragbarer (Dysenterie), Scharlach (Scharlachfieber), Typhus (Unterleibstyphus), Milzbrand, Rotz, Tollwut (Lyssa), sowie Bißverletzungen durch tolle oder der Tollwut verdächtige Tiere, Fleisch-, Fisch- und Wurstvergiftung, Trichinose und jeder Todesfall an Lungen- und Kehlkopftuberkulose.

Die Anzeige ist bei den gemeingefährlichen Krankheiten unverzüglich, bei den letztgenannten übertragbaren Krankheiten binnen 24 Stunden nach erlangter Kenntnis der zuständigen Polizeibehörde zu erstatten.

In bezug auf den Kreis der anzeigepflichtigen Personen interessiert hier nur der § 3 Abs. 1 der beiden Gesetze, welcher lautet: „Für Krankheits- oder Todesfälle, welche sich in öffentlichen Kranken-, Entbindungs-, Pflege-, Gefangenen- und ähnlichen Anstalten ereignen, ist der Vorsteher der Anstalt oder die von der zuständigen Stelle damit beauftragte Person ausschließlich zur Anzeige verpflichtet." In Erziehungsanstalten, deren Zöglinge in der Anstalt wohnen, also in sogen. Internaten, ist daher der Vorsteher der Anstalt zweifellos zur Anzeige verpflichtet, und zwar

4. Die Verhütung der Verbreitung übertragbarer Krankheiten 2c.

erstreckt sich laut Begründung zu § 3 des Gesetzentwurfes die Verpflichtung des Vorstehers nicht nur auf die oben aufgeführten Erkrankungs- und Todesfälle, sondern auch auf die Verdachtsfälle.

Nur bei genauer Beachtung der Meldepflicht kann der Ausbruch von Epidemien mit Erfolg verhütet werden. Naturgemäß ist es besonders wichtig, schon die ersten Fälle zu fassen, weil die feindlichen Vorposten rascher und sicherer zu entwaffnen sind als ein ganzes Heer. Es ist eine vielfältig gemachte Erfahrung, daß die Entstehung großer Epidemien durch Verheimlichung und Unterlassung der Anzeige der ersten Krankheitsfälle verursacht oder wenigstens begünstigt wurde, und zwar deshalb, weil mangels rechtzeitiger Anwendung der Schutzmaßregeln eine weitere Aussaat des Kontagiums stattfand.

b) Die Fernhaltung kranker und krankheitsverdächtiger Lehrer und Schüler von der Schule; event. Absonderung derselben.

Über die Fernhaltung von kranken und krankheitsverdächtigen Lehrern und Schülern von der Schule ist in § 4 der „Anweisung" folgendes bestimmt:

„Lehrer und Schüler, welche an einer der in § 3 (s. S. 19) genannten Krankheiten leiden, bei Körnerkrankheit jedoch nur, solange die Kranken deutliche Eiterabsonderung haben, dürfen die Schulräume nicht betreten. Dies gilt auch von solchen Personen, welche unter Erscheinungen erkrankt sind, welche nur den Verdacht von **Aussatz, Cholera, Fleckfieber, Gelbfieber, Pest, Pocken, Rotz, Rückfallfieber oder Typhus** erwecken."

Nicht nur bei Verdacht auf die letztgenannten Krankheiten, sondern schon in denjenigen Fällen, in welchen Lehrer und Schüler durch die dargebotenen Krankheitserscheinungen, wie Kopfschmerzen, Frösteln, Fieber, Abgeschlagenheit und dergl. mehr den Verdacht einer ansteckenden Krankheit erwecken, wird eine Fernhaltung von der Schule bis zur Klärung des Falles gerechtfertigt sein.

Vielfach werden jedoch krankheitsverdächtige Kinder so lange zur Schule geschickt, bis sie bettlägerig krank sind. So nehmen Kinder mit Prodromen der Masern nicht selten am Unterrichte so lange teil, bis Fieber und Ausschlag erscheinen. Auf diese Weise ist wiederholt beobachtet worden, daß infolge eines einzigen im Prodromalstadium der Masern befindlichen Kindes alle infektionsfähigen Kinder einer Klasse infiziert wurden und erkrankten.

Kinder mit umwickeltem Halse, mit Augenentzündung, mit Husten u. s. f. trifft man mitunter in den Volksschulen an und werden tage- und wochenlang herumgeschleppt, ohne daß ein Ausschluß der betreffenden Kinder vom Schulbesuche erfolgt und eine ärztliche Untersuchung und Bescheinigung über den Zustand eingefordert wird.

Der rechtzeitigen Entfernung der erkrankten Schulkinder aus der Schule hat bei den meisten Krankheiten eine Absonderung (Isolierung) derselben zu folgen. Da eine ausreichende Absperrung im Hause des erkrankten Kindes nur in den seltensten Fällen möglich ist, so soll eine Überführung ins Hospital möglichst sofort erfolgen. Denn der Wert der Isolierung wird dadurch oft in Frage gestellt, daß diese Schutzmaßregel zu spät kommt und dann erfolglos bleibt. Besonders dringend erscheint die Isolierung im Krankenhaus, abgesehen natürlich von den sogen. gemeingefährlichen Krankheiten und außer bei Typhus und Ruhr, bei Diphtherie und Scharlach. Bleiben nämlich die erkrankten Kinder in ihrer Behausung, die meist eng und unhygienisch ist, so werden nur allzu häufig Geschwister, Nachbarkinder, zu Besuch kommende Schulkameraden infiziert. Leider ist die Möglichkeit der zwangsweisen Absonderung gerade bei Diphtherie und Scharlach durch das Gesetz vom 28. August 1905 mit solchen Kautelen umgeben, daß es dem Kreisarzte sehr häufig nicht möglich ist, die meist notwendige Isolierung im Krankenhaus durchzusetzen. In dem Gesetze ist nämlich gesagt, daß die Überführung von diphtherie- und scharlachkranken Kindern in ein Krankenhaus oder in einen anderen geeigneten Unterkunftsraum bei Widerspruch der Eltern nicht gestattet ist, wenn nach der Ansicht des beamteten Arztes oder des behandelnden Arztes eine ausreichende Absonderung in der Wohnung sichergestellt ist. Die letztere Beschränkung schaltet das Urteil des beamteten Arztes aus, wenn nach der Meinung des behandelnden Arztes eine ausreichende Absonderung in der Wohnung sichergestellt ist. Da das preußische Seuchengesetz, soweit es die Bekämpfung von Diphtherie und Scharlach betrifft, dem beamteten Arzte leider nur eine stumpfe Waffe in die Hand gegeben hat, ist es um so notwendiger, daß der Lehrer, namentlich auf dem Lande, durch entsprechende Belehrung der Bevölkerung den beamteten Arzt in seinen Bestrebungen unterstützt.

Es sei bei dieser Gelegenheit nur darauf hingewiesen, daß Länder, die sonst auf die Wahrung der persönlichen Freiheit so ängstlich bedacht sind, wie z. B. England, in dieser Beziehung viel weitergehende Bestimmungen wie wir haben. In England ordnet der medical officer, wenn er bei seinem Besuche konstatiert, daß die Art der Krankheit, der Mangel an häuslicher Pflege oder die Beschaffenheit der häuslichen Verhältnisse es erfordern, die sofortige Überführung ins Krankenhaus an.

Gerade durch die Überführung derart erkrankter Kinder ins Krankenhaus ist die Schule auch am meisten dagegen gesichert, daß die Kinder vor dem Erlöschen der Infektionsgefahr wieder zur Schule kommen. Die Dauer der Infektiosität ist bei den einzelnen ansteckenden Krankheiten verschieden und dementsprechend ist auch der Termin der Wiederzulassung erkrankt gewesener Kinder zum Schulbesuche verschieden zu bemessen. Der § 6 Abs. a der „Anweisung" bestimmt darüber folgendes:

„Die Wiederzulassung zur Schule darf erfolgen: bei den im § 4 (s. S. 20) genannten Personen, wenn entweder eine Weiterverbreitung der Krankheit durch sie nach ärztlicher Bescheinigung nicht mehr zu befürchten, oder die für den Verlauf der Krankheit erfahrungsgemäß als Regel geltende Zeit abgelaufen ist. In der Regel dauern Pocken und Scharlach sechs, Masern und Röteln vier Wochen. Es ist darauf zu achten, daß die erkrankt gewesenen Personen vor ihrer Wiederzulassung gebadet, und ihre Wäsche, Kleidung und persönlichen Gebrauchsgegenstände vorschriftsmäßig gereinigt bezw. desinfiziert werden."

Die Dauer der Infektiosität bei Diphtherie ist hier jedoch nicht erwähnt. Bei dieser Infektionskrankheit, sowie bei allen denjenigen, wo wir, wie bei der Diphtherie, die Krankheitserreger kennen, wird man das rekonvaleszente Schulkind erst dann wieder zur Schule schicken, wenn die betreffenden Erreger nicht mehr bei demselben gefunden werden, wenn also beispielsweise bei einem an Diphtherie erkrankt gewesenen Kinde sich bakteriologisch keine Diphtheriebazillen in der Mundhöhle mehr nachweisen lassen.

Um dies festzustellen, wird jetzt vielfach von dem behandelnden Arzte oder Kreisarzte eine Probe des verdächtigen Materials an eine bakteriologische Untersuchungsanstalt, wie solche schon in den meisten Bundesstaaten in der erforderlichen Zahl bestehen, zur Untersuchung eingeschickt.

c) Der Ausschluß gesunder Lehrer und Schüler aus den von bestimmten übertragbaren Krankheiten befallenen Behausungen.

Die Ausschließung kranker und krankheitsverdächtiger Lehrer und Schüler genügt jedoch bei vielen übertragbaren Krankheiten allein nicht, um der Einschleppung der Krankheitserreger in die Schule vorzubeugen, wenn noch in der befallenen Behausung Schulkinder oder Lehrer vorhanden sind.

Der § 5 der Anweisung sagt deshalb darüber folgendes:

„Gesunde Lehrer und Schüler aus Behausungen, in denen Erkrankungen an einer der in § 3 a genannten Krankheiten (nämlich Aussatz, Cholera, Diphtherie, Fleckfieber, Gelbfieber, Genickstarre, Pest, Pocken, Rückfallfieber, Ruhr, Scharlach und Typhus) vorgekommen sind, dürfen die Schulräume nicht betreten, soweit und solange eine Weiterverbreitung der Krankheit aus diesen Behausungen durch sie zu befürchten ist."

Der Begriff der Behausung wird in einem erläuternden Ministerialerlaß dahin ausgelegt, daß unter der „Behausung" einer Person ihre Wohnung einschließlich desjenigen Teiles des Hauses zu verstehen ist, welcher außer der eigentlichen Wohnung in ihrer Benutzung steht. Gemeinsam benutzte Treppen und Flure sind nur dann als Bestandteile der Behausung anzusehen, wenn die an denselben liegenden Wohnungen nicht in sich abgeschlossen, sondern auf die gemeinsame Benutzung gewisser Einrichtungen, z. B. Wasserausläße, Aborte u. dergl. angewiesen sind. Jedenfalls ist der Begriff „Behausung" nicht ohne weiteres identisch mit dem Begriff „Haus".

Im engen Zusammenhange mit der Fernhaltung gesunder Schulkinder vom Schulbesuche stehen die weiteren Bestimmungen des § 5 Abs. 3 und 4 der Anweisung, welche lauten:

„Es ist auch seitens der Schule darauf hinzuwirken, daß der Verkehr der vom Unterricht ferngehaltenen Schüler mit anderen Kindern, insbesondere auf öffentlichen Straßen und Plätzen, möglichst eingeschränkt wird.

Lehrer und Schüler sind davor zu warnen, Behausungen zu betreten, in denen sich Kranke der in § 3 a (s. S. 19) bezeichneten Art oder Leichen von Personen, welche an einer dieser Krankheiten gestorben sind, befinden. Die Begleitung dieser Leichen durch Schulkinder und das Singen der Schulkinder am offenen Grabe ist zu verbieten."

Durch die erstere Bestimmung können sowohl mittelbare wie unmittelbare Übertragungen verhütet werden.

Die Beteiligung von Schulkindern an Leichenfeierlichkeiten dürfte zweckmäßig überhaupt insoweit verboten werden, als ansteckende Krankheiten nicht mit Bestimmtheit ausgeschlossen werden können.

4. Die Verhütung der Verbreitung übertragbarer Krankheiten 2c. 31

Es fragt sich nun, wie lange die wegen ansteckender Krankheitsfälle in den Behausungen erfolgte Aussperrung gesunder Lehrer und Schüler von der Schule dauern soll. Nach § 6 Abs. b der „Anweisung" darf „die Wiederzulassung zur Schule erfolgen bei den im § 5 (s. S. 20) genannten Personen, wenn die Erkrankten genesen, in ein Krankenhaus übergeführt oder gestorben, und ihre Wohnräume, Wäsche, Kleidung und persönliche Gebrauchsgegenstände vorschriftsmäßig desinfiziert worden sind".

Die gesunden Lehrer und Schulkinder aus derartigen Behausungen werden also wenigstens so lange als „ansteckungsverdächtig" zu gelten haben, als die Krankheit im Hause dauert. Die Wiederzulassung derselben zur Schule wird indes schon früher erfolgen können, wenn der zur Aussperrung geführte Krankheitsfall ins Krankenhaus verbracht oder gestorben ist, die Inkubationszeit für die betreffende Krankheit, ohne daß neue Fälle entstanden sind, verstrichen und eine zuverlässige Wohnungsdesinfektion vorgenommen ist.

Die seit langer Zeit bekannte Erfahrungstatsache, daß gesunde Personen aus der Umgebung von Infektionskranken die Krankheit verschleppen können, ist durch den Nachweis in ein helles Licht gerückt worden, daß gesunde Personen aus der Umgebung von Cholera-, Typhus-, Diphtherie-, Genickstarre- und anderen Kranken die spezifischen Krankheitserreger bei sich beherbergen können, ohne selbst zu erkranken. Diese sogen. Keimträger, die natürlich, weil unerkannt, eine große Gefahr für die Bevölkerung darstellen, event. auch unter den Schulkindern und Lehrern ausfindig zu machen, ist in erster Linie Aufgabe des beamteten Arztes, der dabei freilich das bakteriologische Rüstzeug zu Hilfe nehmen muß. Wiederholte Untersuchungen dieser Keimträger haben festzustellen, wie lange derartige Personen als infektionsfähig anzusehen sind, da die erforderlichen Schutzmaßregeln dementsprechend lange auf sie angewendet werden müssen.

d) Die Schulschließung; Vorsicht hinsichtlich derselben bei Pensionaten, Internaten u. dergl.

Hinsichtlich der eingreifenden Maßregel der Schulschließung kommen zunächst die Fälle des § 12 der Anweisung in Betracht, welcher lautet:

„Wenn eine im Schulgebäude selbst wohnhafte Person an Aussatz, Cholera, Diphtherie, Fleckfieber, Gelbfieber, übertragbarer Genickstarre, Keuchhusten, Masern, Mumps, Pest, Pocken, Röteln, Rotz, Rückfallfieber, übertragbarer Ruhr, Scharlach oder Typhus oder unter Erscheinungen erkrankt, welche den Verdacht von Aussatz, Cholera, Fleckfieber, Gelbfieber, Pest, Pocken, Rotz, Rückfallfieber oder Typhus erwecken, so ist die Schule unverzüglich zu schließen, falls die erkrankte Person nach dem Gutachten des Kreisarztes weder in ihrer Wohnung wirksam abgesondert noch in ein Krankenhaus oder einen anderen geeigneten Unterkunftsraum übergeführt werden kann.

Die Anordnung der Schulschließung trifft bei höheren Lehranstalten und bei Lehrerbildungsanstalten der Direktor, im übrigen in Landkreisen der Landrat, in Stadtkreisen der Bürgermeister. Vor jeder Schulschließung ist der Kreisarzt zu hören; auch ist dem Patronat (Kuratorium) in der Regel schon vor Schließung der Anstalt von der Sachlage Kenntnis zu geben."

Von Personen, die im Schulgebäude wohnen, kommen in der Regel nur Lehrer oder Schuldiener, gelegentlich auch beide in Frage. Erkrankt im Schulgebäude eine Person in einer in § 12 der „Anweisung" (s. S. 22) bezeichneten Weise, so wird eine sofortige Schulschließung nicht zu umgehen sein, wenn es nicht gelingt, das erkrankte Familienmitglied des Lehrers oder Schuldieners zuverlässig zu isolieren, bezw. ins Krankenhaus zu verbringen. Eine ausreichende Isolierung wird jedoch überall da nicht möglich sein, wo, wie noch vielfach auf dem Lande, Schule und Lehrer- bezw. Schuldienerwohnung einen gemeinsamen Zugang haben.

Man pflegt daher auch in kleineren Anstalten, namentlich auf dem Lande, wo eine vollkommene räumliche Trennung von Schule und Lehrerwohnung des Kostenpunktes halber oft nicht möglich ist, letztere von den Schulräumen, mit denen sie in demselben Gebäude untergebracht ist, vollständig abzugrenzen und für beide besondere Eingänge und Treppen herzustellen. Für die Schuldienerwohnungen ist dieser Grundsatz noch nicht überall durchgedrungen, obwohl es hier mindestens ebenso notwendig wäre.

Ferner kann noch auf Grund des § 15 der „Anweisung" die Schließung von Schulen oder einzelner Schulklassen angeordnet werden in Ortschaften, in denen bestimmte übertragbare Krankheiten in epidemischer Verbreitung auftreten. Der diesbezügliche § 15 der „Anweisung" lautet folgendermaßen:

„In Ortschaften, in welchen Cholera, Diphtherie, Fleckfieber, Gelbfieber, übertragbare Genickstarre, Keuchhusten, Masern, Mumps, Pest, Pocken, Röteln, Rückfallfieber,

4. Die Verhütung der Verbreitung übertragbarer Krankheiten zc.

übertragbare Ruhr, Scharlach oder Typhus in epidemischer Verbreitung auftritt, kann die Schließung von Schulen oder einzelnen Schulklassen erforderlich werden. Über diese Maßregel hat die Schulaufsichtsbehörde nach Anhörung des Kreisarztes zu entscheiden. Bei Gefahr im Verzuge kann der Vorsteher die Schule (bei höheren Lehranstalten und bei Lehrerbildungsanstalten der Direktor) auf Grund eines ärztlichen Gutachtens die Schließung vorläufig anordnen, hat aber hiervon unverzüglich der Schulaufsichtsbehörde sowie dem Landrat Anzeige zu machen. Auch ist dem Patronat (Kuratorium) in der Regel schon vor Schließung der Anstalt von der Sachlage Kenntnis zu geben. Außerdem ist der Vorsteher der Schule (Direktor) verpflichtet, alle gefahrdrohenden Krankheitsverhältnisse, welche die Schließung einer Schule oder Schulklasse angezeigt erscheinen lassen, zur Kenntnis der Schulaufsichtsbehörde zu bringen."

Im übrigen ist man mit der Schulschließung nicht mehr so rasch wie früher bei der Hand, und zwar mit Recht. Hat nämlich eine Epidemie schon eingesetzt, so hat ein nunmehr verhängter Schulschluß einen sehr zweifelhaften prophylaktischen Wert. Zum Teil beruht dies darauf, daß die Kinder der unteren Volksklassen, meist sich selbst überlassen, nach wie vor einen regen Spielverkehr auf der Straße unterhalten und so die Infektion oft noch leichter verschleppen als während der Schulzeit.

Ereignen sich ansteckende Krankheitsfälle in einer geschlossenen Erziehungsanstalt, z. B. in einem Pensionat, Konvikt, Alumnat, Internat u. dergl., so wird man ebenfalls die Frage einer etwaigen Schließung der Anstalt in Erwägung ziehen müssen. Mit Rücksicht auf die Gefahr der Weiterverbreitung der Krankheit wird man dies jedoch nur im äußersten Notfall tun. In dieser Hinsicht gibt der § 13 die nötigen Direktiven. Letzterer lautet:

„Kommt eine der in § 12 (f. S. 22) genannten Krankheiten in Pensionaten, Konvikten, Alumnaten, Internaten u. dergl. zum Ausbruch, so sind die Erkrankten mit besonderer Sorgfalt abzusondern und erforderlichenfalls unverzüglich in ein geeignetes Krankenhaus oder in einen anderen geeigneten Unterkunftsraum überzuführen. Die Schließung derartiger Anstalten darf nur im äußersten Notfall geschehen, weil sie die Gefahr einer Verbreitung der Krankheit in sich schließt.

Während der Dauer und unmittelbar nach dem Erlöschen der Krankheit empfiehlt es sich, daß der Anstaltsvorstand nur solche Zöglinge aus der Anstalt vorübergehend oder dauernd entläßt, welche nach ärztlichem Gutachten gesund, und in deren Absonderungen die Erreger der Krankheit bei der bakteriologischen Untersuchung nicht nachgewiesen sind."

Letzteres gilt natürlich nur von denjenigen Krankheiten, als deren Erreger bestimmte Bakterienarten bekannt sind, also nur von der Cholera, Diphtherie, übertragbaren Genickstarre, Pest, übertragbaren Ruhr und dem Typhus.

Bezüglich der Wiedereröffnung einer wegen Krankheit geschlossenen Schule oder Schulklasse bestimmt der § 16 der „Anweisung" folgendes:

„Die Wiedereröffnung einer wegen Krankheit geschlossenen Schule oder Schulklasse kann nur von der in § 12 Abs. 2 (s. S. 22) bezeichneten Behörde auf Grund eines Gutachtens des Kreisarztes angeordnet werden. Auch muß ihr eine gründliche Reinigung und Desinfektion der Schule oder Schulklasse sowie der dazu gehörigen Nebenräume vorangehen."

e) Die Vernichtung der Krankheitserreger, Desinfektion.

Einer der wichtigsten Faktoren bei der Bekämpfung ansteckender Krankheiten ist nächst der Isolierung der Kranken die Vernichtung, Abtötung der Krankheitskeime: die Desinfektion.

Wenn auch unter natürlichen Verhältnissen, durch das Tageslicht, namentlich das direkte Sonnenlicht, und durch Austrocknung eine Schädigung und Abtötung von zahlreichen Krankheitserregern fortwährend stattfindet, so halten sich doch viele derselben selbst bei ungünstigen äußeren Verhältnissen lange lebensfähig und müssen daher auf künstliche Weise unschädlich gemacht werden. Wir bedienen uns dabei physikalischer und chemischer Mittel. Zu ersteren gehört vor allem die Hitze in der Form von trockener Hitze, siedendem Wasser und vor allem von heißem, am besten strömendem Wasserdampf von $100°$ C. Die Verwendung von Wasserdampf erfordert naturgemäß besondere Apparate, sogen. Dampfdesinfektionsapparate. Von chemischen Desinfektionsmitteln kommen hauptsächlich in Frage: Formaldehyd, Formalin, Sublimat, Kresolseifenlösung, heiße Schmierseife, Kalkmilch und Chlorkalk, und zwar in bestimmten Konzentrationen.

Die Desinfektion wird jetzt fast allerwärts von besonders dazu geschultem Personal vorgenommen, da nur so eine Zuverlässigkeit hinsichtlich der beabsichtigten Wirkung gewährleistet ist.

4. Die Verhütung der Verbreitung übertragbarer Krankheiten 2c.   35

Man unterscheidet die fortlaufende, von dem Pflegepersonal während der Dauer der Krankheit auszuübende Desinfektion von der nach erfolgter Genesung des Kranken, nach dessen Tode oder nach dem Verlassen der Wohnung von dem Desinfektor vorzunehmenden Schlußdesinfektion.

Aus dem § 14 der Anweisung (s. S. 22) geht hervor, daß der Lehrer bezw. der Vorsteher einer Schule auch auf die Frage der vorgeschriebenen Desinfektion sein Augenmerk richten muß. Es ist für ihn wegen der Wiederzulassung erkrankt gewesener und der wegen Krankheit in der Behausung ausgesperrten gesunden Schüler zur Schule die Frage von Wichtigkeit, ob die erkrankt gewesenen Schüler zuvor gründlich gereinigt bezw. gebadet worden sind bezw. ob eine vorschriftsmäßige Schlußdesinfektion der Wohnräume, Wäsche, Kleider und persönlichen Gebrauchsgegenständen stattgefunden hat (s. § 6 der Anweisung S. 20).

Darüber wird sich der Lehrer am besten dadurch vergewissern, daß er sich die betr. Bescheinigungen, insbesondere die amtliche Bescheinigung über die vorgenommene Schlußdesinfektion der Wohnung vorlegen läßt.

Für den Lehrer von Interesse ist ferner die Frage der Desinfektion infizierter Schulräume. In unseren Schulen wird heute nur ausnahmsweise desinfiziert, und zwar in Befolgung des § 16 der „Anweisung" nur dann, wenn infolge einer größeren Zahl von Erkrankungen bezw. zur Zeit einer Epidemie die Schließung einer Schule oder Schulklasse notwendig geworden ist.

Es entspräche jedoch mehr unserer jetzigen Erkenntnis, wenn von der Desinfektion infizierter Schulräume öfter und rascher als bisher Gebrauch gemacht würde. Sobald zur amtlichen Kenntnis gekommen ist, daß ein Kind wegen Diphtherie, Scharlach, Typhus usw. vom Schulbesuche ferngehalten wird, sollte noch an demselben Tage die Desinfektion der als infiziert zu betrachtenden Schulräume vorgenommen werden. Das desinfizierte Schullokal muß natürlich am folgenden Tage wieder in Benutzung genommen werden können. Der erste Erkrankungsfall fordert schon den ganzen Schutzapparat, also auch die sofortige Vornahme der Desinfektion.

Es sei noch erwähnt, daß die Desinfektion der Schulräume wie diejenige der Wohnräume mit Formalin bezw. dem gasförmigen Formaldehyd unter Zuhilfenahme von Kresolseifenlösung oder Sublimatlösung vorgenommen wird. Der Desinfektion hat noch eine gründliche Reinigung der betreffenden Schulräume mit Wasser und Seife zu folgen.

Für die Desinfektion von Büchern, die häufig als infiziert anzusehen sind, eignet sich weder die Dampfdesinfektion, da die Einbände der Bücher darunter leiden, noch die Formalindesinfektion, da das Formaldehydgas nicht zwischen die Blätter eines Buches eindringt. Dagegen ist von Mosebach ein schonendes und wirksames Verfahren zur Desinfektion von Büchern angegeben worden. Nach diesem Autor ist trockene Hitze von 75—80° C. bei protahierter Anwendung (16—24 Stunden) zur Desinfektion von Büchern sehr geeignet.

Mit der Frage der Desinfektion steht noch in einem gewissen Zusammenhange der § 8 der Anweisung, der deshalb hier aufgeführt sein mag. Er lautet: „Kommt in einer Schule oder andern Unterrichtsanstalt eine Erkrankung an Diphtherie, übertragbarer Genickstarre oder Scharlach vor, so ist allen Personen, welche in der Anstalt mit dem Erkrankten in Berührung gekommen sind, dringend anzuraten, in den nächsten Tagen täglich Rachen und Nase mit einem desinfizierenden Mundwasser auszuspülen."

Insbesondere dürfte denjenigen Schülern das Ausspülen von Rachen und Nase mit einem desinfizierenden Mundwasser dringend anzuraten sein, die in der Nachbarschaft des Erkrankten ihre Sitzplätze haben, die zu den Gespielen des Betreffenden gehörten oder sonst mit ihm verkehrt haben.

Als desinfizierende Mundwasser seien folgende empfohlen:
1. Borsäurelösung. Man bereitet sie, indem man einen glattgestrichenen Teelöffel voll Borsäure in einem Glas warmen Wassers auflöst.
2. Essigsaure Tonerde-Lösung. Man bereitet sie, indem man einen Eßlöffel voll essigsaure Tonerde in 1 l Wasser auflöst.
3. Übermangansaures Kali-Lösung. Man bereitet sie, indem man ein großes Kristall übermangansaures Kali in einem Glas Wasser zur Auflösung bringt, so daß eine hellrotviolette Lösung entsteht.

f) Die Schutzimpfung.

Zu den direkten Bekämpfungsmitteln ansteckender Krankheiten ist noch die Schutzimpfung im weiteren Sinne zu rechnen. Darunter sind die Immunisierungsverfahren zu verstehen, d. h. die Methoden zur Herbeiführung einer künstlichen Immunität (s. S. 7) gegen bestimmte Infektionskrankheiten.

4. Die Verhütung der Verbreitung übertragbarer Krankheiten 2c.

So haben wir in der Impfung und Wiederimpfung ein sicheres Schutzmittel gegen die Pocken, deren hohe Wirksamkeit von keinem einsichtsvollen Menschen mehr bezweifelt wird. Nähere Ausführungen über die Schutzpockenimpfung sind in dem Kapitel „die Pocken" (s. S. 86) enthalten.

Gelegentlich werden auch bei uns Pockenfälle aus dem Auslande eingeschleppt, die jedoch kaum zu einer erheblichen Verbreitung der Seuche führen, da unsere Bevölkerung gut durchgeimpft ist und da auch sofort Wiederimpfungen in dem erforderlichen Umfange vorgenommen werden.

Einem Umsichgreifen der Pocken in der Schule wird durch die Anwendung des § 11 der „Anweisung" in wirksamer Weise gesteuert werden. Derselbe lautet:

„Kommt in einer Schule oder anderen Unterrichtsanstalt eine Erkrankung an Pocken vor, so ist allen Personen, welche in der Anstalt mit dem Erkrankten in Berührung gekommen sind, soweit sie nicht die Pocken überstanden haben oder innerhalb der letzten fünf Jahre mit Erfolg geimpft worden sind, dringend anzuraten, sich unverzüglich der Schutzpockenimpfung zu unterziehen."

Ein wirksames Schutzimpfungsverfahren mit abgeschwächten bezw. abgetöteten Krankheitserregern haben wir noch in der Pasteurschen Schutzimpfung gegen die Tollwut (s. das Kapitel „Tollwut" S. 97).

Während bei der Schutzpockenimpfung eine absichtliche Infektion mit abgeschwächtem Pockengift zum Zweck der Herbeiführung einer leichten, vor weiterer Ansteckung schützenden Krankheit (Impfpusteln) vorgenommen wird, gibt es noch eine andere Art der Einverleibung von Schutzstoffen, nämlich solchen, die als fertige Gegengifte gegen gewisse Krankheiten im Blutserum spezifisch vorbehandelter Tiere enthalten sind. Dahin gehört das Heilserum gegen Diphtherie und Wundstarrkrampf (Tetanus).

Da das Diphtherieheilserum bei ausgebrochener Krankheit nicht nur heilenden, sondern auch einen hohen schützenden Wert hat, so ist denjenigen Personen, die der Infektion mit Diphtherie besonders ausgesetzt sind bezw. gewesen sind, anzuraten, sich durch Einspritzung von Diphtherieheilserum unter die Haut gegen die Krankheit immunisieren zu lassen. In diesem Sinne lautet der § 7 der „Anweisung":

„Kommt in einer Schule oder anderen Unterrichtsanstalt eine Erkrankung an Diphtherie vor, so ist allen Personen, welche in der Anstalt mit den Erkrankten in Berührung gekommen sind, dringend anzuraten, sich unverzüglich durch Einspritzung von Diphtherieheilserum gegen die Krankheit immunisieren zu lassen."

Ferner dürfte es auch eine verdienstvolle Aufgabe für den Lehrer sein, die Eltern von Schulkindern, die sich in einer von Diphtherie befallenen Behausung befinden, auf die Anwendung dieser Schutzimpfung hinzuweisen, sofern dies von ärztlicher Seite noch nicht geschehen sein sollte.

Die Schutzimpfungsverfahren gegen andere Infektionskrankheiten sind trotz eifriger wissenschaftlicher Arbeit noch nicht so weit gediehen, daß sie für die Praxis allgemein empfohlen werden könnten.

g) Die indirekte Bekämpfung der ansteckenden Krankheiten in der Schule.

α) Durch Förderung der Reinlichkeit am Schulkind und im Schulhaus.

Während die Frage der Vernichtung von Krankheitserregern, der Desinfektion, weniger Sache des Lehrers als anderer Organe, des beamteten Arztes und seiner Hilfsbeamten, der Desinfektoren, ist, so kann sich jedoch der Lehrer an der Beseitigung von Krankheitserregern in der Schule in sehr verdienstvoller Weise beteiligen, nämlich durch die Förderung der Reinlichkeit am Schulkind und im Schulhaus.

Man darf wohl behaupten, daß eine peinlichst beobachtete Reinlichkeit in der Schule der Bekämpfung ansteckender Krankheiten oft noch mehr dient als eine hie und da einmal vorgenommene Desinfektion von Schulräumen. Indem der Lehrer sich an dieser wichtigen Aufgabe beteiligt, fördert er nicht nur die öffentliche und die Schulgesundheitspflege, sondern wirkt auch in hohem Maße erzieherisch auf die Schulkinder, ja auf die ganze Bevölkerung ein. Er fördert auch indirekt die sittliche Erziehung des Volkes; denn Reinlichkeit und Tugend sind wie Schmutz und Laster innige Freundespaare. Unreinlichkeit des Körpers und Schmutz der Kleidung soll der Lehrer nicht an den Kindern dulden. Sein besonderes Augenmerk wird der Lehrer auf die Reinlichkeit der Hände richten; leider fehlt es allerdings in den meisten Schulen noch an ausreichender Gelegenheit zum Händewaschen, an Waschbecken, Seife und Handtüchern.

Die Bedeutung des Schmutzes an den Händen, insbesondere die des Nagelschmutzes, für die Übertragung ansteckender Krankheiten ist durch

4. Die Verhütung der Verbreitung übertragbarer Krankheiten ꝛc.

neuere Untersuchungen noch schärfer beleuchtet worden. So fanden Preisich und Schütz in dem Nagelschmutz von Kindern im Alter von 6 Monaten bis 2 Jahren Tuberkelbazillen. Sie hatten in 66 Fällen 14 positive Resultate = 21,2 %.

Auch bei Schulkindern dürfte die Infektiosität des Nagelschmutzes eine gewisse Rolle spielen, wenn auch nicht eine so große wie bei ganz kleinen Kindern. Der üblen Gewohnheit vieler Schulkinder, an den Fingern zu lutschen, in der Nase zu bohren, sollte deshalb nicht nur aus ästhetischen, sondern auch aus gesundheitlichen Gründen gesteuert werden.

Unsaubere Überkleider und solche von Kindern aus gesundheitlich verdächtigen Wohnungen sollten nicht mit jenen anderer Schüler zusammengehängt, sondern getrennt aufgehängt bezw. aufbewahrt werden.

Bei Schulkindern, die vor Schmutz starrend in die Schule kommen, dürfte oft nichts anderes übrig bleiben, als dieselben mit einer entsprechenden schriftlichen Weisung versehen wieder nach Hause zu schicken. Auf diese Weise dürften indirekt auch noch manche Eltern zu größerer Reinlichkeit in Haus und Hof angehalten werden.

Die beste Erziehung der Schulkinder zur Reinlichkeit und zur Hautpflege geschieht zweifellos durch Schulbrausebäder, wie sie jetzt in vielen städtischen Schulen bereits bestehen. Es wäre wünschenswert, daß auch in ländlichen Schulen, namentlich in Ortschaften mit Wasserleitung, die Schulbrausebäder immer mehr Eingang fänden. Wo Schulbrausebäder eingerichtet sind, baden die Kinder gewöhnlich alle 8 Tage. Die Beteiligung ist überall fakultativ; sie ist anfänglich oft gering, wächst aber bald, nachdem die Eltern die Vorurteile abgelegt und den Nutzen des Badens eingesehen haben. Lehrer und Lehrerin sollten durch Überwindung etwa bestehender Vorurteile die Benutzung dieser segensreichen Einrichtungen möglichst zu fördern suchen.

Auch die sogen. Kosthäuser, in denen fremde Kinder in Wohnung, Kost und häusliche Pflege genommen werden, sollte der Lehrer nicht aus dem Auge verlieren. Bei Besuchen in diesen Wohnungen wird er sich auch davon überzeugen können, ob die betreffenden Schüler derart untergebracht sind, daß sie nicht zu einer Infektionsquelle für die Schule werden können.

Mit der höchst wichtigen Aufgabe der Reinhaltung und Reinigung der Schulgebäude ist es vielfach noch schlecht bestellt.

Es ist daher mit Freude zu begrüßen, daß der § 2 der Anweisung in dieser Richtung einige Mindestforderungen aufgestellt hat. Der betreffende Paragraph lautet:

„Auf die Reinhaltung der Schulgrundstücke, namentlich der Umgebung der Brunnen und der Schulräume einschließlich der Bedürfnisanstalten, ist besondere Aufmerksamkeit zu richten. Die Klassenzimmer sind täglich auszukehren und wöchentlich mindestens zweimal feucht aufzuwischen, während der Schulpausen und der schulfreien Zeit zu lüften und in der kalten Jahreszeit angemessen zu erwärmen. Die Bedürfnisanstalten sind regelmäßig zu reinigen und erforderlichenfalls zu desinfizieren. Jährlich mindestens dreimal hat eine gründliche Reinigung der gesamten Schulräume einschließlich des Schulhofes zu erfolgen. Auch empfiehlt es sich, in angemessenen Zwischenräumen das Wasser der Schulbrunnen bakteriologisch untersuchen zu lassen."

Die Reinigungsfrage ist zwar in erster Linie eine Geldfrage; jedoch sollte im Interesse einer wirksamen Bekämpfung von Krankheiten, insbesondere von Infektionskrankheiten, eine unrichtige Sparsamkeit nicht obwalten. Bei der Reinhaltung und Reinigung der Schulräume handelt es sich in erster Linie um die Beseitigung des Schulstaubes, dessen Bedeutung für die Entstehung und Verbreitung von Infektionskrankheiten auf S. 12 schon gebührend gewürdigt ist.

Für die Reinhaltung des Schulgebäudes ist zunächst das Anbringen passender Vorrichtungen zum Abstreifen des Straßenschmutzes von dem Schuhwerk notwendig. Es dienen dazu bekanntlich Eisenstreifen und Eisengitter, außerdem auch noch Kokos- oder Strohmatten. Da es mit dem Vorhandensein derartiger Vorrichtungen allein nicht getan ist, wird der Lehrer die Schüler zur fleißigen Benutzung derselben anhalten. Die Staubeinschleppung in die Schulzimmer wird ferner noch weiter eingeschränkt durch die Einrichtung von Kleiderablagen für die Schulkinder. Keinesfalls sollte die Unterbringung von Überkleidern, Überschuhen, wo garnoch Holzschuhen, Hüten und Schirmen in den Klassenräumen geduldet werden.

Mit der Frage der Reinhaltung des Schulgebäudes steht noch die der unschädlichen Beseitigung des Auswurfes in einem engen Zusammenhang. Da der Auswurf bei verschiedenen mit Husten verbundenen Krankheiten Infektionsstoffe liefert — es sei nur an die Tuberkelbazillen in dem Auswurf von Schwindsüchtigen erinnert —, so soll in der Schule nicht geduldet werden, daß die Kinder auf den Fußboden oder in das Taschentuch spucken. Es

4. Die Verhütung der Verbreitung übertragbarer Krankheiten 2c.   41

sollen deshalb in den Klassenzimmern, Konferenzzimmern, Korridoren, Stiegenabsätzen, Turnhallen usw. zweckmäßig konstruierte Spucknäpfe in genügender Zahl aufgestellt sein.

Diese Forderung ist auch in § 10 Abs. 2 der „Anweisung" enthalten, wo es heißt:

„Es ist Sorge dafür zu tragen, daß in den Schulen an geeigneten Plätzen leicht erreichbare, mit Wasser gefüllte Speigefäße in ausreichender Anzahl vorhanden sind. Das Spucken auf den Fußboden der Schulzimmer, Korridore, Treppen, sowie auf den Schulhof ist zu untersagen und nötigenfalls zu bestrafen."

Bei der Reinigung der Schulzimmer handelt es sich zunächst um zwei Fragen, nämlich: wer die Reinigung ausführen und wie dieselbe ausgeführt werden soll.

Keinesfalls sollten die Reinigungsarbeiten den Schulkindern übertragen werden, wie dies hier und da noch auf dem Lande geschieht, um die Kosten zu sparen. Durch diese Arbeiten, die mit Aufwirbeln des Staubes beim Kehren, Aufwischen usf. verbunden sind, gefährdet man die Schulkinder in hohem Maße, was gerade verhütet werden soll.

In den meisten Regierungsbezirken sind daher die ländlichen Gemeinden verpflichtet, mit zuverlässigen Personen ein Abkommen bezüglich der Reinigung und Beheizung aller Schulräume zu treffen. Die Reinigungsarbeit soll womöglich gesunden und kräftigen, nicht zu alten Leuten übertragen werden. In den städtischen Schulen ist meist der Schuldiener zur Reinigung des Schulgebäudes verpflichtet, die sich meist noch Reinigungsfrauen zur Hilfeleistung annehmen.

Es dürfte Aufgabe des Lehrers sein, die für die Reinigung der Schulräume verantwortlichen Personen hinsichtlich ihrer Tätigkeit zu überwachen und alle Verstöße gegen die Reinigung an zuständiger Stelle zur Sprache zu bringen.

Auf welche Weise und wie oft die Reinigung der Schulzimmer vorgenommen werden soll, ist nach örtlichen Verhältnissen verschieden, vielfach ist sie jedoch, namentlich aber auf dem Lande, noch durchaus ungenügend. Der auf der vorstehenden Seite aufgeführte § 2 der „Anweisung" dürfte jedoch in dieser Beziehung mit der Zeit immer mehr Wandel schaffen. Die für jeden ordentlich geführten Haushalt als selbstverständlich geltende Maßregel ist das tägliche feuchte Reinigen des Fußbodens bewohnter Räume. Diese Forderung ist für die Schulzimmer gewiß nicht anspruchsvoll, da dieselben im Durchschnitt zum mindesten die zehnfache Belegzahl haben wie Wohnzimmer. Indes erfolgt eine tägliche feuchte Reinigung des Fußbodens der Schulzimmer, Korridore, Treppen und Turnhallen erst noch in wenigen deutschen Städten. Außer der notwendigen täglichen Reinigung ist noch eine allmonatliche Hauptreinigung mit Schrubber, Bürste und Seife erforderlich, bei der die Bänke, Tische, Pulte, Fensterbänke, sowie alle Holzbekleidungen abzuwaschen sind. Die Aborte dürften ebenfalls täglich zu reinigen sein. Ein Abscheuern der Abtrittsitze sollte mindestens alle 8 Tage stattfinden. Daß letzteres nach jeder Verschmutzung stattzufinden hat, ist selbstverständlich.

Ein großes Hindernis für eine gründliche Reinigung des Fußbodens eines Schulzimmers bilden schwerbewegliche, festgeschraubte oder mit Stollen versehene Bänke. Die Reinigungsarbeit gewinnt daher an Gründlichkeit nnd Leichtigkeit, wenn ein umlegbares oder sogen. schwellenloses Schulbanksystem vorhanden ist.

Ein wesentlicher Fortschritt in der Reinhaltung der Schulräume ist durch die Erfindung staubbindender Fußbodenöle erreicht, die die Eigenschaft besitzen, weil nicht trocknend, den aufgefallenen oder aufgetragenen Staub festzuhalten, so daß derselbe beim Betreten und Kehren nicht aufliegt, sondern bei letzterem in Krümel zusammengeballt wird. Das erste Fußbodenöl, das in den Handel gebracht wurde, war das Dustleß-Öl. Neuerdings sind noch Konkurrenzprodukte, z. B. das Florizin-Öl, das deutsche Fußbodenöl, das Fußbodenöl „Staubfrei" u. a., deren Wirkung etwa die gleiche ist wie die des Dustleß-Öls, in Aufnahme gekommen.

Vor Verwendung des Öls muß der Fußboden mit warmer Soda- oder Seifenlösung gereinigt werden. Alsdann wird das Öl auf die wieder trockenen Dielen aufgetragen. Der aufgefallene, an das Öl gebundene Staub wird durch Kehren mit einem Piassavabesen täglich entfernt, wobei die Zimmerluft klar und frisch bleibt, weil es nicht zum Aufwirbeln von Staub kommen kann. Der Ölanstrich muß etwa viermal im Jahre erneuert werden. Die Nachteile, die zutage treten, eine gewisse Glätte des Bodens in den ersten Tagen und eine event. Beschmutzung der Kleidersäume der Lehrerinnen mit Öl, lassen sich bei entsprechendem Verhalten verringern und fallen gegenüber dem bedeutenden Nutzen, den das Öl stiftet, nicht ins Gewicht. Durch die Verwendung des Fußbodenöls entsteht im Vergleich mit der üblichen Reinigung nur eine geringe Verteurung.

Schwer berechnet für ein Zimmer von 60 qm Fläche bei einem viermaligen Anstrich pro Jahr und einem jedesmaligen Gebrauch von 6 kg

4. Die Verhütung der Verbreitung übertragbarer Krankheiten ꝛc. 43

Öl für das Dustleß-Öl eine jährliche Ausgabe von 14 Mk., für die anderen Öle eine Ausgabe von 12,75 Mk. Diese ziemlich hohen Ausgaben vermindern sich aber dadurch, daß für die späteren Anstriche geringere Ölmengen ausreichen, da das Holz sich allmählich mit dem Öle imprägniert und da ferner auch an Reinigungspersonal gespart werden kann.

Die geringen Mehrkosten dürften gegenüber dem hohen hygienischen Werte des Öls sowohl für Lehrer und Schüler sowie auch für das Reinigungspersonal nicht in Betracht kommen. Es sollten daher auch die Lehrer bei den Schulvorständen auf die Einführung von staubbindendem Fußbodenöl hinwirken.

β) Durch Überwachung und Verbesserung der hygienischen Einrichtungen der Schule.

Wenn auch die Überwachung und Verbesserung der hygienischen Einrichtungen der Schule in erster Linie Sache des Schularztes und insbesondere des beamteten Arztes ist, so ist doch die Anwendungsweise vieler hygienisch wirksamer Faktoren in der Schule in die Hand des Lehrers gegeben.

So ist es, abgesehen von der verständnisvollen Benutzung etwaiger besonderer Ventilationsvorrichtungen, in erster Linie Aufgabe des Lehrers, dafür zu sorgen, daß zur Beseitigung der produzierten Wärme, der gasförmigen und staubigen Luftverunreinigungen eine gründliche Lüftung der Schulzimmer durch Öffnen von Fenstern und Türen in jeder Pause zwischen zwei Unterrichtsstunden stattfindet. Auch wird der Lehrer darüber wachen, daß die Heizvorrichtungen (Öfen) gut reguliert und derart behandelt werden, daß kein Staub und keine üblen Gerüche durch dieselben geliefert werden. Pflicht des Lehrers wird es außerdem sein, der Bezugsquelle des Trinkwassers für die Schulkinder und dessen Reinhaltung seine Aufmerksamkeit zuzuwenden. Der Lehrer kann manche Gefahr in dieser Beziehung von seinen Schülern abwenden, wenn er dort, wo keine zentrale Wasserversorgung besteht und das Trinkwasser aus Schöpf- oder Pumpbrunnen entnommen wird, die grobsinnliche Qualität desselben ständig überwacht und von Zeit zu Zeit, namentlich bei eintretenden Veränderungen, fachmännische Untersuchungen anregt. In diesem Sinne bewegen sich auch die Hinweise auf die Schulbrunnen im § 2 der Anweisung (s. S. 40). Ist in einer Gegend hygienisch einwandfreies Wasser nicht zu haben, so soll der Lehrer darauf hinwirken, daß den Schulkindern ein durch Kochen oder Filtration von schädlichen Keimen befreites Wasser zum Trinken zugänglich gemacht wird. Die Schulkinder dürften auch wiederholt über die gesundheitlichen Gefahren des Genusses von Wasser aus Wasserläufen, Bächen und Flüssen, Tümpel und offenen Gerinnen zu belehren sein. Auf Reinhaltung der Aborträume, regelmäßige Spülung der Pissoirs, rechtzeitige Entleerung der Abortgruben u. a. m. wird endlich der Lehrer noch sein Augenmerk richten müssen.

γ) **Durch Hebung der Widerstandskraft des kindlichen Körpers.**

Es hieße zwei wichtige Vorbeugemittel im Kampfe gegen die Infektionskrankheiten sowie die Krankheiten überhaupt, gerade für das jugendliche Alter, übersehen, wenn man nicht die Bedeutung einer zweckmäßigen und ausreichenden Ernährung und der Leibesübungen in bezug auf die Hebung der Widerstandskraft des kindlichen Körpers gebührend hervorheben wollte.

Was die erstere angeht, so wird dieselbe sehr häufig durch schadhafte Zähne (die Zahnkaries) der Schulkinder in Frage gestellt bezw. unmöglich gemacht.

Man wendet daher neuerdings der Zahnpflege in den Schulen ein besonderes Augenmerk zu. Ist es doch erwiesen, daß die Zahnpflege in der Schule ein Hilfsmittel zur Verhütung von Infektionskrankheiten, besonders zur Bekämpfung der Tuberkulose ist.

Die in einer Reihe von Großstädten errichteten Schul-Zahnkliniken haben sich nach dieser Richtung hin bereits sehr segensreich bewährt. Wo letztere noch nicht bestehen, wird sich der Lehrer ein Verdienst erwerben, wenn durch seine Bemühungen Schüler mit schadhaften Gebissen zahnärztlicher Behandlung zugeführt werden.

Bezüglich der Leibesübungen ist neben dem Turnen, das die Aufgabe hat, alle Muskeln harmonisch durchzubilden, großer Wert auf die Bewegungs- oder Jugendspiele zu legen, besonders deshalb, weil letztere nicht in staubigen Turnhallen, sondern im Freien stattfinden. Auch die übrigen Leibesübungen, der Sport, wie Schwimmen, Baden, Schlittschuhlaufen, Fechten usw., sollen nach Möglichkeit gefördert werden. Das gleiche gilt von den ergänzend hinzutretenden Schulwanderungen. So wird man in dem Bestreben, eine kräftige Nation heranzubilden, gleichzeitig in wirksamer Weise gegen die Schulseuchen ankämpfen.

III.
Spezieller Teil.

Die übertragbaren Krankheiten im besonderen.

Wie aus den obigen Ausführungen schon hervorgeht, kann in der Schulgesundheitspflege, speziell auch bei der Bekämpfung der Verbreitung ansteckender Krankheiten durch die Schule, die Mithilfe der Lehrer nicht entbehrt, durch dieselben aber auch nicht der Arzt ersetzt werden. In dieser Erkenntnis hat man bekanntlich bereits in den meisten Städten und auch schon in vielen ländlichen Bezirken Schulärzte angestellt. Ihnen ist vor allem eine Kontrolle des Gesundheitszustandes der Schüler übertragen, die für die individuelle Hygiene der Schulkinder und für die frühzeitige Verhütung von Krankheiten von unbestreitbaren Nutzen ist. Die Überwachung der hygienischen Einrichtungen der Schule, insbesondere auch die Initiative bei der Bekämpfung von Infektionskrankheiten, ist jedoch vornehmlich Aufgabe des Medizinalbeamten. Da die Schulärzte je nach ihrer speziellen Dienstanweisung nur in kürzeren oder längeren Intervallen regelmäßige Revisionen vornehmen, wird der Nutzen der Schulärzte, so segensreich und allgemein anerkannt ihre Wirksamkeit im übrigen ist, gerade für die Verhütung der Weiterverbreitung von ansteckenden Krankheiten in der Schule ein beschränkter sein. Denn der Schularzt sieht nicht wie der Lehrer das einzelne Schulkind tagtäglich. Der Lehrer ist daher meist am ehesten in die Lage versetzt, festzustellen, ob ein Schulkind krank, ob es in seinem Wesen verändert ist. Hiermit übernimmt der Lehrer gewissermaßen Elternpflichten an den ihm anvertrauten Zöglingen. Da dem Lehrer also vielfach ganz von selbst die erste Auslese der kranken Kinder überlassen ist, erscheint es notwendig, daß der Lehrer die charakteristischen und wichtigsten Erscheinungen der einzelnen in Frage kommenden ansteckenden Krankheiten der Schulkinder kennt. Alsdann wird er auch bei drohender Gefahr rechtzeitig alarmieren können; er wird dafür Sorge tragen, daß eine etwa vorliegende

46 Spezieller Teil.

ansteckende Krankheit durch den Schularzt oder Hausarzt endgültig festgestellt wird. Damit die notwendigen Schutzvorrichtungen rechtzeitig eingeleitet und ihre Durchführung, soweit es an dem Lehrer liegt, in sachkundiger Weise überwacht und gefördert werden können, ist es ferner erforderlich, daß der Lehrer die auf Grund wissenschaftlicher Forschung und praktischer Erfahrung gewonnenen hygienischen Grundsätze in ihren Umrissen kennt, nach welchen bei der Bekämpfung der einzelnen übertragbaren Krankheiten vorzugehen ist.

Vor der Besprechung der einzelnen Infektionskrankheiten dürften noch einige Vorbemerkungen von Interesse sein. Verfolgt man nämlich die Ausbreitung der ansteckenden Krankheiten über eine Reihe von Jahren, so erkennt man eine gewisse Periodizität in dem Auftreten der Krankheiten. Großen verbreiteten Epidemien folgen Jahre des Nachlassens. Dies kommt offenbar daher, daß die Krankheitsanlage für die einzelnen Infektionskrankheiten Schwankungen unterworfen ist. Sind in einem Jahre viele empfängliche Individuen vorhanden, ist sozusagen viel Zündstoff angehäuft, so hat ein Funke leicht Gelegenheit, zu zünden. Ist nun der Brand vorüber, so dauert es wieder einige Zeit, bis sich wieder ansteckungsfähiges Material in größerer Menge angehäuft hat.

Sehr deutlich tritt diese Gesetzmäßigkeit in dem Auftreten von Epidemien, z. B. bei Masern und Keuchhusten, hervor. Bei Masern tritt gewöhnlich im Verlaufe einiger Jahre, 5—6 Jahre, eine solche Anhäufung von infektionsfähigen Kindern ein, daß, sobald ein Masernfall in die Schule eingeschleppt wird, eine Masernepidemie explosionsartig auftritt, worauf die Erschöpfung des Materials so lange anhält, bis nach wenigen Jahren wieder genug infektionsfähige Kinder vorhanden sind. Ähnlich verhält es sich beim Keuchhusten und anderen Infektionskrankheiten.

Bei der Besprechung jeder einzelnen der in Frage kommenden Infektionskrankheiten werden vorzugsweise folgende Punkte zu berücksichtigen sein:
a) Statistisches und Vorkommen der Krankheit,
b) der Krankheitserreger, sofern derselbe sicher bekannt ist,
c) die Inkubationszeit, d. i. die Zeit, die vom Moment der Ansteckung bis zum Ausbruch der ersten Symptome der Krankheit vergeht,
d) eine kurze Beschreibung der wichtigsten Krankheitserscheinungen,
e) die Art der Übertragung,

Die übertragbaren Krankheiten im besonderen. 47

f) die Zeitdauer der Ansteckungsfähigkeit,
g) die Verhütung der Weiterverbreitung der Krankheit.

Es ist zwar im Nachfolgenden allen in der „Anweisung" enthaltenen 24 Krankheiten und außerdem dem Eitergrind (Impetigo contagiosa), der Läusesucht und unter dem Kapitel „Tuberkulose" noch der Skrophulose und dem Lupus eine Besprechung gewidmet, es sind jedoch diejenigen Krankheiten, welche für die Schule eine besonders wichtige Rolle spielen, ausführlicher behandelt als andere, bei denen die Schule viel weniger, jedenfalls nicht mehr in Betracht kommt als andere außerhalb der Schule liegenden Faktoren:

1. Aussatz (Lepra).

Der Aussatz (Lepra) ist eine Krankheit, welche hauptsächlich durch die Entwicklung von entstellenden Hautausschlägen, Knoten und Geschwüren sich äußert und langdauerndes Siechtum verursacht.

Der Aussatz, der im Morgenlande weit verbreitet ist, kommt auch in allen anderen Erdteilen mehr oder weniger häufig vor, unter den Ländern Europas namentlich in einigen Bezirken Rußlands, in Norwegen, der Türkei und in Spanien. In früheren Jahrhunderten war auch in Deutschland die Zahl der Aussätzigen so bedeutend, daß jede größere Stadt ihr besonderes Pflegehaus für solche Kranke hatte (Leprosorien). In neuerer Zeit sind nur an der Ostgrenze des Deutschen Reiches, im Kreise Memel, im Anschluß an ein Aussatzgebiet Rußlands einige kleine Aussatzherde zustande gekommen.

Der Aussatz wird verursacht durch den Leprabazillus, der sich in großer Menge in den krankhaft veränderten Teilen der Haut und Schleimhaut, insbesondere in den Knoten und Geschwüren der Kranken, findet.

Inkubationszeit. Nach erfolgter Ansteckung dauert es meist 3—5 Jahre, bis Zeichen der Krankheit erkennbar werden.

Symptome und Verlauf der Krankheit (aus der gemeinverständlichen Belehrung über den Aussatz der Anweisung des Bundesrats zur Bekämpfung des Aussatzes vom 28. Januar 1904):

„Als erstes Zeichen der Krankheit gelten von jeher die ‚Aussatzmale', mißfarbige Flecke auf der Haut, welche in ihrer Mitte unempfindlich sind und gewöhnlich im Gesicht oder an den Streckseiten der Arme und Beine auftreten.

Man unterscheidet Knotenaussatz und Nervenaussatz, zwischen welchen auch Mischformen beobachtet werden.

Beim Knotenaussatz gesellen sich zu den erwähnten Flecken zahlreiche Knoten und Verdickungen der Haut, welche namentlich im Gesicht (Stirn und Nase) zu großen Verunstaltungen führen. Die Aussatzknoten fangen an zu zerfallen und bilden tiefe, schwer heilende Geschwüre. Die Schleimhäute der Nase, des Mundes und des Kehlkopfes erkranken in ähnlicher Weise wie die äußere Haut. Auch kann es zu schweren Erkrankungen der Augen und zur Entstehung von Blindheit kommen.

Der Nerven- oder verstümmelnde Aussatz führt zu schweren Störungen auf dem Gebiete der Ernährungs- und der Gefühlsnerven, die sich bald in heftigen Schmerzen in Armen und Beinen, bald in Gefühllosigkeit größerer oder kleinerer Hautbezirke äußern. Auf der Haut schießen blasige Erhebungen auf, welche bald verschwären. An den Fingern stirbt ein Glied nach dem andern ab und schrumpft zu unbrauchbaren Stümpfen zusammen. Die Muskeln der erkrankten Teile schwinden; auf diese Weise können z. B. Augenlidschluß und die Ausdrucksfähigkeit des Gesichts verloren gehen, die Hände abmagern und eine eigenartige Klauenstellung annehmen.

Unscheinbar und allmählich wie die Krankheit beginnt, ist sie auch langsam und schleichend in ihrem weiteren Verlaufe. Das Leiden kann zehn Jahre und manchmal noch länger dauern und bietet so gut wie gar keine Aussicht auf Heilung."

Hinsichtlich der Übertragung der Krankheit ist folgendes von Wichtigkeit:

Die Aussatzbazillen können mit den Absonderungen der Nase und des Mundes, den Schuppen der Haut und dem Eiter der Geschwürsflächen in die Außenwelt gelangen. Ein Aussätziger vermag beim Sprechen, Husten und Niesen in seine Umgebung sehr zahlreiche Bazillen zu verbreiten, welche unter günstigen Bedingungen seinen Mitmenschen infizieren können. Aussätzige bedeuten daher für ihre Umgebung eine jahrelange Gefahr, die um so größer ist, je enger das Zusammenleben, die Wohnungsgemeinschaft, sich gestaltet. Besonders gefährlich sind körperliche Berührungen des Kranken; aber auch die gemeinsame Benutzung von Kleidungsstücken, Schuhzeug, Eß-, Trink- und Waschgeschirr, Büchern und sonstigen Gebrauchsgegenständen kann zur Ansteckung führen. Die Verbreitung wird begünstigt durch zu eng bewohnte und unsauber gehaltene Wohnungen.

Schutzmaßregeln. Aus dem Gesagten geht hervor, daß zwecks Verhütung der Verbreitung der Krankheit vor allem eine

Die übertragbaren Krankheiten im besonderen.   49

strenge und langdauernde Absonderung des Kranken (am besten in einem Krankenheim, Lepraheim) stattfinden muß.

Für die Schule kommen die in dem Kapitel „Cholera" aufgeführten Bestimmungen „der Anweisung" (s. S. 51 u. f.) in entsprechender Weise in Betracht, weshalb hierauf verwiesen werden kann.

Nur nimmt der § 15 der Anweisung (Schulschließung bei epidemischer Verbreitung bestimmter Krankheiten) auf den Aussatz keinen Bezug, da derselbe kaum je bei uns in einer derartigen Ausbreitung auftreten dürfte.

2. Cholera (asiatische).

Die asiatische Cholera ist eine in Asien, insbesondere in Indien schon seit langer Zeit einheimische Krankheit, welche zu Anfang des vorigen Jahrhunderts nach Europa eingeschleppt wurde und dort zeitweise große Verheerungen angerichtet hat. Es ist eine Wanderseuche, welche den Menschen gelegentlich auf den großen Verkehrsstraßen begleitet. Durch den Schiffsverkehr ist sie wiederholt in verschiedenen europäischen Hafenstädten eingeschleppt worden. Auf dem Landwege ist sie von ihrer indischen Heimat über Persien insbesondere nach Rußland vorgedrungen und hat sich hier in den verschiedensten Punkten dieses großen Reiches eingenistet. In welchem Umfange die Seuche unter günstigen Bedingungen wütet, geht beispielsweise daraus hervor, daß die Choleraepidemie des Jahres 1892 im Russischen Reich 550 000 Erkrankungen mit 260 000 Todesfällen und in dem kleinen Hamburgischen Staatsgebiet binnen wenigen Wochen etwa 18 000 Erkrankungen mit 8000 Todesfällen verursacht hat. Wie sehr wir von der in Rußland bereits einheimischen Cholera bedroht sind, zeigen die in den letzten Jahren von Rußland her bei uns eingeschleppten Cholerafälle, die Dank der wachsamen Fürsorge unserer Behörden zu einer erheblichen Weiterverbreitung der Seuche nicht führten.

Die Seuche wird durch den von Robert Koch im Jahre 1883 entdeckten Choleravibrio, dem sogen. Kommabazillus, hervorgerufen.

Die Inkubationszeit schwankt zwischen mehreren Stunden und wenigen Tagen.

Symptome und Verlauf der Krankheit (aus der gemeinverständlichen Belehrung über die Cholera der Anweisung des Bundesrats zur Bekämpfung der Cholera vom 28. Januar 1904).

Ein typischer Cholerafall tritt nach Ablauf einer kurzen oder längeren Inkubationszeit mit heftigem Erbrechen und Durchfall auf. „Die immer häufiger abgehenden Stuhlentleerungen gewinnen bald ein farbloses Aussehen, ähnlich einer dünnen Mehlsuppe oder dem von gekochten Reis abgegossenen Wasser. Mit der zunehmenden Häufigkeit der flüssigen Stuhlgänge hört die Harnabsonderung allmählich auf. Unter fortschreitender Erschöpfung treten schmerzhafte Muskelzusammenziehungen, namentlich Wadenkrämpfe auf. Augen und Wangen fallen ein, die Haut fühlt sich kalt an und wird runzlig, Fingerspitzen und Lippen werden blau, die Stimme rauh und klanglos. Schließlich wird der Kranke gegen alles, was um ihn vorgeht, völlig teilnahmlos, und oft nach wenigen Stunden tritt in solchem Zustande der Tod ein.

Außer dieser rasch verlaufenden Form der Cholera gibt es auch ganz leichte Cholerafälle, welche sich als einfaches Unwohlsein mit Durchfall äußern und für die Weiterverbreitung der Krankheit noch gefährlicher sind als die schweren. Denn die nur in geringem Maße Erkrankten gehen nicht selten ihrer gewohnten Beschäftigung weiter nach und können dabei durch ihre Entleerungen die Krankheit weit verbreiten.

Auch anscheinend gesunde Personen können mit den Ausleerungen die Erreger der Cholera ausscheiden; ebenso enthalten die Ausleerungen von Personen, welche die Cholera überstanden haben, den Ansteckungsstoff oft noch lange Zeit hindurch."

Art der Übertragung. Der Ansteckungsstoff der Cholera, die Choleravibrionen, finden sich in den Ausleerungen der Kranken und können mit diesen leicht auf andere Personen und die mannigfachsten Gegenstände, wie Wäsche, Kleider, Speisen, Wasser, Milch und dergl. mehr, übertragen werden.

Die Ansteckung erfolgt stets durch Aufnahme der Vibrionen in den Körper (Mundhöhle, Magen) entweder direkt durch die mit den Absonderungen der Kranken verunreinigten Finger oder indirekt durch Speisen und Getränke, auf welche Cholerabazillen gelangt sind. Am häufigsten erfolgt die Verbreitung der Seuche durch Wasser, welches mit Choleradejekten verunreinigt ist. Dieser Möglichkeit ist Flußwasser ganz besonders ausgesetzt und der Genuß desselben in Cholerazeiten sehr gefährlich.

Unter den Schutzmaßregeln ist eine wichtigsten die sofortige Absonderung jedes als Cholera erkannten und jedes verdächtigen Falles und eine zuverlässige Desinfektion seiner Ausscheidungen.

Die übertragbaren Krankheiten im besonderen. 51

Die Schutzvorkehrungen gegen die Cholera sind zum Teil durch internationale Vereinbarungen auf der Dresdner Cholerakonferenz 1893 und auf der Pariser Sanitätskonferenz 1903 bestimmt.

Bezüglich der von der Schule zu treffenden Schutzmaßregeln kommen die folgenden Bestimmungen der „Anweisung", die in analoger Weise auch für Aussatz, Fleckfieber, Gelbfieber, Pest, Pocken, Rückfallfieber und Typhus gelten, in Betracht.

Sobald Lehrer oder Schüler an Cholera erkranken oder unter Erscheinungen erkrankt sind, welche nur den Verdacht von Cholera erwecken, so ist dies dem Vorsteher der Anstalt unverzüglich zu melden (vergl. § 4 Abs. 3 der Anweisung).

Sowohl die an Cholera erkrankten wie die choleraverdächtigen Lehrer und Schüler dürfen die Schulräume nicht betreten (vergl. § 4 Abs. 1 der Anweisung).

Gesunde Lehrer und Schüler aus Behausungen, in denen Cholera vorgekommen ist, dürfen die Schulräume nicht betreten, soweit und solange eine Weiterverbreitung der Krankheit aus diesen Behausungen durch sie zu befürchten ist (vergl. § 5 Abs. 1 der Anweisung).

Das gleiche dürfte zu gelten haben von Lehrern und Schülern einer Behausung, in welcher nur ein Verdachtsfall von Cholera vorgekommen ist.

Seitens der Schule ist auch darauf hinzuwirken, daß der Verkehr der vom Unterricht ferngehaltenen Schüler mit anderen Kindern, insbesondere auf öffentlichen Straßen und Plätzen, möglichst eingeschränkt wird (vergl. § 5 Abs. 3 der Anweisung).

Lehrer und Schüler sind davor zu warnen, Behausungen zu betreten, in denen sich Cholerakranke oder Leichen von an Cholera Gestorbenen befinden. Die Begleitung dieser Leichen durch Schulkinder oder das Singen der Schulkinder am offenen Grabe ist zu verbieten (vergl. § 5 Abs. 4 der Anweisung).

Man wird selbstverständlich ebenso vorgehen, wenn es sich um Personen handelt, welche unter Erscheinungen erkrankt oder gestorben sind, welche nur den Verdacht von Cholera erwecken.

Die Wiederzulassung zur Schule der an Cholera bezw. unter Choleraverdacht erkrankt gewesenen Lehrer und Schüler darf erfolgen, wenn eine Weiterverbreitung der Krankheit durch sie nach ärztlicher Bescheinigung nicht mehr zu befürchten ist. Es ist darauf zu achten, daß die erkrankt gewesenen Personen vor ihrer Wiederzulassung gebadet und ihre Wäsche, Kleidung und persönlichen Gebrauchsgegenstände vorschriftsmäßig gereinigt bezw. desinfiziert werden (vergl. § 6 Abs. a der Anweisung).

Es sind anderen Ortes noch weitergehende Bestimmungen dahingehend erlassen, daß Cholerakranke bezw. Choleraverdächtige so lange abgesondert bleiben müssen, bis in ihren Entleerungen bei den bakteriologischen Untersuchungen Cholerabazillen nicht mehr bezw. überhaupt nicht nachgewiesen werden. Der Vorsteher einer Schule wird daher sachgemäß handeln, wenn er die Wiederzulassung derart erkrankter Personen zur Schule von der Beibringung dieser Bescheinigung abhängig macht.

Bei den wegen Cholera in ihrer Behausung ausgesperrten gesunden Lehrern und Schülern darf die Wiederzulassung zur Schule erfolgen, wenn die Erkrankten genesen, in ein Krankenhaus übergeführt oder gestorben sind und ihre Wohnräume, Wäsche, Kleidung und persönlichen Gebrauchsgegenstände vorschriftsmäßig desinfiziert worden sind (vergl. § 6 Abs. c der Anweisung).

Wenn eine im Schulgebäude selbst wohnhafte Person an Cholera oder unter Erscheinungen erkrankt, welche den Verdacht von Cholera erwecken, so ist die Schule unverzüglich zu schließen, falls die erkrankte Person nach dem Gutachten des Kreisarztes weder in ihrer Wohnung wirksam abgesondert noch in ein Krankenhaus oder einen geeigneten Unterkunftsraum übergeführt werden kann.

Die Anordnung der Schulschließung trifft bei höheren Lehranstalten und bei Lehrerbildungsanstalten der Direktor, im übrigen im Landkreise der Landrat, im Stadtkreise der Bürgermeister. Vor jeder Schulschließung ist der Kreisarzt zu hören; auch ist dem Patronat (Kuratorium) in der Regel schon vor Schließung der Anstalt von der Sachlage Kenntnis zu geben (vergl. § 12 der Anweisung).

Kommt ein Fall von Cholera oder Choleraverdacht in einem Pensionat, Konvikt, Alumnat, Internat u. dergl. zum Ausbruch, so ist der Erkrankte mit besonderer Sorgfalt abzusondern, am besten dadurch, daß er unverzüglich in ein geeignetes Krankenhaus oder in einen anderen geeigneten Unterkunftsraum übergeführt wird. Die Schließung derartiger Anstalten darf nur im äußersten Notfall geschehen, weil sie die Gefahr einer Verbreitung der Krankheit in sich schließt.

Während der Dauer und unmittelbar nach dem Erlöschen der Krankheit empfiehlt es sich, daß der Anstaltsvorsteher nur solche

Die übertragbaren Krankheiten im besonderen.

Zöglinge aus der Anstalt vorübergehend oder dauernd entläßt, welche nach einem ärztlichen Gutachten gesund, und in deren Ausscheidungen der Erreger der Krankheit (die Cholerabazillen) bei der bakteriologischen Untersuchung nicht nachgewiesen sind (vergl. § 13 der Anweisung).

Die Schließung von Schulen oder einzelnen Schulklassen kann noch erforderlich werden in Ortschaften, in welchen Cholera in epidemischer Verbreitung auftritt. Über diese Maßregel hat die Schulaufsichtsbehörde nach Anhörung des Kreisarztes zu entscheiden. Bei Gefahr im Verzuge kann der Vorsteher (bei höheren Lehranstalten und bei Lehrerbildungsanstalten der Direktor) auf Grund eines ärztlichen Gutachtens die Schließung vorläufig anordnen, hat aber hiervor unverzüglich der Schulaufsichtsbehörde sowie dem Landrat Anzeige zu machen. Auch in dem Patronat (Kuratorium) in der Regel schon vor Schließung der Anstalt von der Sachlage Kenntnis zu geben. Außerdem ist der Vorsteher der Schule (Direktor) verpflichtet, alle gefahrdrohenden Krankheitsverhältnisse, welche die Schließung einer Schule oder Schulklasse angezeigt erscheinen lassen, zur Kenntnis der Schulaufsichtsbehörde zu bringen (vergl. § 15 der Anweisung).

Bezüglich der Wiedereröffnung der wegen Cholera (bezw. wegen Krankheit überhaupt) geschlossenen Schule bezw. Schulklasse bestimmt der § 16 der Anweisung, daß „diese nur von der in § 12 Abs. 2 (s. oben) bezeichneten Behörde angeordnet werden kann. Auch muß ihr eine gründliche Reinigung und Desinfektion der Schule bezw. Schulklasse sowie der dazu gehörenden Nebenräume (scil. Bedürfnisanstalten und Abortgruben) vorangehen."

In Choleraepidemiezeiten müssen die Schulkinder strengstens auf ihren Gesundheitszustand überwacht werden. Jede Erkrankung in der Wohnung des Schülers ist dem Lehrer zur Kenntnis zu bringen, jedes Unwohlsein und jede Diarrhöe der Kinder ist zu beachten, verdächtige sind sofort nach Hause zu schicken. Auch bezüglich der Wiederzulassung zur Schule ist die größte Vorsicht zu beobachten. An Cholera erkrankt gewesene Lehrer und Schüler bezw. die wegen Cholera in ihrer Behausung ausgesperrten gesunden Lehrer und Schüler sollten, abgesehen von der selbstverständlichen Vorbedingung einer gründlich ausgeführten Desinfektion, nur dann wieder zur Schule zugelassen werden, wenn durch einwandfreie, bakteriologische Untersuchungen nachgewiesen ist, daß sie keine Cholera-

54 Spezieller Teil.

bazillen mit ihren Entleerungen ausscheiden, daß sie also als Cholerabazillenträger nicht in Frage kommen.

Im übrigen ist die größte Aufmerksamkeit der Reinlichkeit im Schulgebäude und auf dem Schulgrundstück zuzuwenden, insbesondere sind die Bedürfnisanstalten, die Abortgruben und Kanäle zu untersuchen und regelmäßig womöglich täglich zu desinfizieren. Für die Beschaffung eines völlig einwandfreien Trinkwassers und für eine häufig bakteriologische Untersuchung derselben ist vorzusorgen. Ferner ist es in Epidemiezeiten notwendig, die Schulkinder vor dem Genuß roher Nahrungsmittel, Obst, Milch u. dergl., und vor dem Baden in Flüssen zu warnen und über eine vernünftige Körperpflege, namentlich im Sinne der Reinlichkeit, sowie über die Bedeutung von Durchfällen und Verdauungsstörungen zu belehren.

3. Diphtherie (Rachenbräune).

Die Diphtherie (Rachenbräune, häutige Bräune, brandige Bräune, Halsbräune, Krupp) ist eine schon seit langer Zeit bekannte Infektionskrankheit, welche besonders die Schleimhaut des Rachens, die Mandeln und den Kehlkopf, bisweilen auch die Augenbindehaut und die Nasenschleimhaut befällt. Sie tritt in großen und kleinen Epidemien auf, welche sich oft über mehrere Jahre oder auch Jahrzehnte hinziehen, um schließlich erheblich nachzulassen oder vorübergehend ganz zu verschwinden. Auch bei der Diphtherie wird eine gewisse Periodizität des Auftretens der Seuche häufig beobachtet. In größeren Städten ist die Krankheit epidemisch geworden und zeigt einen mehr oder weniger bösartigen Charakter. Die Mortalität schwankt in den verschiedenen Epidemien außerordentlich und kann bis zu 60 % betragen.

Die Bedeutung der Diphtherie für die Volksgesundheit erhellt aus der Zahl der standesamtlich gemeldeten Sterbefälle an dieser Krankheit. Die für Preußen geltenden Zahlen sind im nachfolgenden für die Jahre 1892—1908 zusammengestellt.

Es starben an Diphtherie:

im Jahre	Personen	auf je 10 000 lebende
1892	40 201	13,20
1893	55 401	17,97
1894	46 026	14,73
1895	28 717	9,00
1896	24 251	7,60

Die übertragbaren Krankheiten im besonderen. 55

im Jahre	Personen	auf je 10 000 lebende
1897	20 077	6,20
1898	18 147	5,56
1899	18 593	5,63
1900	16 138	4,83
1901	16 809	4,87
1902	14 175	4,05
1903	14 914	4,19
1904	14 162	3,92
1905	12 005	3,27
1906	10 025	2,68
1907	9 327	2,46
1908	9 797	2,55

Es sterben also in Preußen jährlich immer noch nahezu 10 000 Personen an Diphtherie. Die Sterbeziffer hat jedoch, nachdem sie im Jahre 1895, d. h. mit der Einführung der v. Behringschen Heilserumbehandlung plötzlich bedeutend abgefallen war, mit geringen Schwankungen weiterhin ständig abgenommen. An der Erreichung dieser relativ niedrigen Zahl dürfte außer der Serumwirkung die Anwendung der übrigen Bekämpfungsmaßregeln in erheblichem Maße beteiligt sein.

Bekannt ist, daß die Diphtherie besonders eine Krankheit des kindlichen Alters ist und in diesem Lebensabschnitt als der gefürchtete Würgeengel auftritt. Die hohe Bedeutung der Diphtherie für das schulpflichtige Alter geht aus den oben (S. 3 u. 4) aufgestellten Tabellen hervor. Für die Diphtherie ist ebenso wie für den Scharlach mehrfach der Nachweis erbracht worden, daß die Zahl der Erkrankungen mit den Ferien herab- und mit dem Schulbeginn hinaufgeht.

Die Diphtherie wird durch eine bestimmte Bakterienart, den Löfflerschen Diphtheriebazillus, hervorgerufen. Die bei Kälbern, Hühnern, Tauben und anderen Haustieren beobachteten, als Diphtherie bezeichneten Erkrankungen sind von der Diphtherie des Menschen verschieden und auf den Menschen nicht übertragbar.

Die Inkubationszeit beträgt bei Diphtherie 2—5 Tage.

Symptome und Verlauf der Krankheit (aus der gemeinverständlichen Belehrung über Diphtherie der ministeriellen Sonderanweisung vom 30. August 1906):

„Die Krankheit beginnt in der Regel mit Fieber, Erbrechen und allgemeinem Krankheitsgefühl, zuweilen aber beeinträchtigt sie anfangs das Allgemeinbefinden so wenig, daß die Kinder ruhig weiterspielen. Bald stellen sich stechender Schmerz im Rachen, mäßiges Fieber, allgemeine Mattigkeit sowie Schlingbeschwerden ein. Schaut man dem Kinde in den Hals, während man den Mund weit öffnen läßt und mit einem Löffelstiel u. dergl. die Zunge herunterdrückt, so bemerkt man auf den geröteten und geschwollenen Mandeln eigentümlich grauweise unregelmäßig begrenzte Flecke, welche schnell zu wachsen und auf die Umgebung der Mandeln überzugreifen pflegen. Bei Säuglingen fällt anfangs nur ein starker Schnupfen auf.

Beim Fortschreiten der Krankheit bedeckt sich das Zäpfchen, der Gaumen mit dem Belage, das Fieber steigt, die Halsdrüsen schwellen an, die Zunge ist trocken und dick belegt, der Kranke klagt über stechende Schmerzen im Halse sowie über großen Durst. Das Allgemeinbefinden leidet mehr und mehr, der Kranke liegt mit offenem Munde da, das Gesicht wird fahl, es stellt sich übelriechender Ausfluß aus der Nase ein. Schreitet der Belag auf den Kehlkopf über, so bekommt der Kranke einen eigentümlich bellenden Husten und Atemnot. Das Gesicht schwillt an, die Lippen werden blau, der Atem wird hörbar, und der Kranke gerät in sichtliche Erstickungsangst. Der Tod erfolgt entweder in einem solchen Erstickungsanfall oder aber durch Herzlähmung.

Neigt sich die Krankheit zur Besserung, so stößt sich der Belag allmählich ab, die Mandeln und das Zäpfchen reinigen sich, der Kranke zeigt wieder Interesse für seine Umgebung, der Appetit regt sich. Nicht selten bleiben die Bakterien noch eine Zeitlang im Halse des Kranken nachweisbar, während dieser sich schon in vollständiger Genesung befindet. Zuweilen bleiben zunächst Lähmungen des Gaumens und Zäpfchens, die sich durch Verschlucken beim Trinken verraten, oder auch anderer Muskelgruppen, zuweilen eine Schwäche des Herzens zurück, doch pflegen dieselben nach einigen Wochen oder Monaten zu verschwinden."

Das sicherste Heilmittel der Diphtherie ist das v. Behringsche Diptherieheilserum.

Die Gewinnung des Diphtherieheilserums beruht auf der Entdeckung, daß im Verlauf der Krankheit gegen das von den Diphtheriebazillen produzierte Gift, Diphtherietoxin, ein Gegengift Diphtherieantitoxin gebildet wird, das die schädliche Wirkung des ersteren auf den Organismus

Die übertragbaren Krankheiten im besonderen. 57

aufzuheben imstande ist. Durch Einspritzung von Diphtherietoxin bei Pferden wird in deren Blute Diphtherieantitoxin gebildet. Das Blutserum der so vorbehandelten Tiere, welches das Antitoxin enthält, wird beim Menschen zur Heilung und Immunisierung verwendet und hat sich vorzüglich bewährt.

Die Wirkung des Diphtherieheilserums ist um so sicherer, je früher das Mittel zur Anwendung gelangt. Neben der Heilwirkung besitzt das Diphtherieheilserum, wie erwähnt, noch eine anerkannte Schutzkraft für Gesunde gegen Erkrankung an Diphtherie. Hierüber ist bei Besprechung der Schutzmaßregeln bei Diphtherie weiter unten das Nötige gesagt

Für die Übertragung der Krankheit kommen hauptsächlich in Betracht die ausgehusteten Beläge (Membranen), der Auswurf, der Speichel und die damit verunreinigten Gegenstände, wie Taschentücher, Eß- und Trinkgeschirre, Kleidungsstücke, Bücher, Spielsachen u. a. Die Verbreitung der Krankheit durch feinste bazillenhaltige Tröpfchen, die sogen. „Tröpfcheninfektion", spielt auch bei der Diphtherie eine Rolle.

Bemerkenswert ist, daß in dicken Schichten angetrocknet, die Erreger 3—4 Monate lang lebensfähig sind. Für die Schule besonders wichtig ist, daß im Munde von rekonvaleszenten Kindern die Erreger sich nachweislich nach etwa 4 Wochen, manchmal sogar monatelang lebendig und infektionstüchtig erhalten. Selbst Personen, welche anscheinend gesund sind, aber mit Diphtheriekranken in Berührung gekommen waren, können Diphtheriebazillen auf ihren Schleimhäuten beherbergen und auf andere Personen übertragen. Auf diese Weise sind häufig Übertragungen von Diphtherie besonders in Schulen erfolgt.

Hinsichtlich der Übertragung der Diphtherie durch staubhaltige Luft sind die Ansichten noch geteilt. Übertragungen durch Nahrungsmittel, insbesondere Milch, sind schon beobachtet worden.

Von den Schutzmaßregeln ist bei der großen Ansteckungsfähigkeit der Krankheit vor allem eine strenge Absonderung des Kranken von seiner Umgebung geboten. Ist eine wirksame Absonderung in der Behausung wie meist nicht möglich, oder ist eine Übertragung auf weitere Kreise zu befürchten, wie in Gasthäusern, Erziehungs-, Pflege-, Straf- und ähnlichen Anstalten, Schulgebäuden, Milchhandlungen u. dergl., so ist es Pflicht des Haushaltungsvorstandes bezw. des Vorstehers der Anstalt, die Überführung des Kranken in das Krankenhaus zu veranlassen.

Die für die Schule noch speziell in Betracht kommenden Schutz= maßregeln bei Diphtherie sind für Preußen in der „Anweisung" näher bezeichnet. Da die betreffenden Bestimmungen sinngemäß auch für Genickstarre, Ruhr und Scharlach gelten, seien sie an dieser Stelle benannt:

Sobald Lehrer oder Schüler an Diphtherie erkranken, ist dies dem Vorsteher der Schule unverzüglich zu melden (vergl. § 4 Abs. 3 der Anweisung).

An Diphtherie erkrankte Lehrer und Schüler dürfen die Schulräume nicht betreten (vergl. § 4 Abs. 1 der Anweisung).

Gesunde Lehrer und Schüler aus Behausungen, in denen Diphtherie vorgekommen ist, dürfen die Schulräume nicht betreten, soweit und solange eine Weiterverbreitung der Krankheit aus diesen Behausungen durch sie zu befürchten ist (vergl. § 5 Abs. 1 der An= weisung).

Seitens der Schule ist auch darauf hinzuwirken, daß der Verkehr der von dem Unterrichte ferngehaltenen Schüler mit anderen Kindern, insbesondere auf öffentlichen Straßen und Plätzen, mög= lichst eingeschränkt wird (vergl § 5 Abs. 3 der Anweisung).

Lehrer und Schüler sind davor zu warnen, Behausungen zu betreten, in denen sich Diphtheriekranke oder Leichen von an Diphtherie Gestorbenen befinden. Die Begleitung dieser Leichen durch Schul= kinder oder das Singen der Schulkinder am offenen Sarge ist zu verbieten (vergl. § 5 Abs. 4 der Anweisung).

Die Wiederzulassung der an Diphtherie erkrankt gewesenen Personen zur Schule darf erfolgen, wenn entweder eine Weiter= verbreitung der Krankheit durch sie nach ärztlicher Bescheinigung nicht mehr zu befürchten, oder die für den Verlauf der Krankheit erfahrungsgemäß als Regel geltende Zeit abgelaufen ist (vergl. § 6 Abs. a der Anweisung).

Vom wissenschaftlichen bezw. epidemiologischen Standpunkte aber sollte die Wiederzulassung von an Diphtherie erkrankt gewesenen Personen erst dann erfolgen, wenn keine Diphtheriebazillen mehr im Munde der Betreffenden durch die bakteriologische Untersuchung mehr nachgewiesen sind, denn offenbar sind die betreffenden Personen noch solange ansteckungsfähig. Erfahrungsgemäß pflegen bei den mit Diphtherieheilserum behandelten Fällen die Diphtheriebazillen innerhalb der ersten 4 Wochen vom Beginn der Erkrankung ab zu verschwinden; in einzelnen Fällen sind sie allerdings noch länger nachweisbar.

Die übertragbaren Krankheiten im besonderen. 59

„Für den Verlauf der Diphtherie als Regel geltende Zeit" wird daher der Lehrer bezw. Vorsteher der Schule zweckmäßig einen Zeitraum von 4 Wochen ansehen. Ich möchte daher den § 6 Abs. a der Anweisung erweiternd folgendermaßen interpretieren: Die Wiederzulassung zur Schule der an Diphtherie erkrankt gewesenen Personen darf erfolgen, wenn ein Zeitraum von 4 Wochen seit Beginn der Erkrankung verflossen ist, es sei denn, daß auf Grund einer bakteriologischen Untersuchung bescheinigt ist, daß Diphtheriebazillen schon vor diesem Zeitpunkt bei den erkrankt gewesenen Personen nicht mehr nachgewiesen sind.

Daß noch darauf zu achten ist, daß die erkrankt gewesenen Personen vor ihrer Wiederzulassung gebadet, und ihre Wäsche, Kleidung und persönlichen Gebrauchsgegenstände vorschriftsmäßig gereinigt bezw. desinfiziert werden (vergl. ebenfalls § 6 Abs. b der Anweisung) braucht hier nur noch einmal erwähnt zu werden.

Von der prophylaktischen Anwendung des Diphtherieheilserums bei Gesunden von der Umgebung des Kranken sagt der § 7 der „Anweisung" folgendes:

„Kommt in einer Schule oder anderen Unterrichtsanstalt eine Erkrankung an Diphtherie vor, so ist allen Personen, welche in der Anstalt mit den Erkrankten in Berührung gekommen sind, dringend anzuraten, sich unverzüglich durch Einspritzung von Diphtherieheilserum gegen die Krankheit immunisieren zu lassen."

In der betroffenen Familie selbst dürfte dahin zu wirken sein, daß sich sämtliche Familienmitglieder, das Dienstpersonal usw. unverzüglich einer Einspritzung mit Heilserum unterziehen.

Der Lehrer wird nicht selten, selbst bei Gebildeten, auf Vorurteile gegen die segensreiche Erfindung des Diphtherieheilserums stoßen. Wie schlagend die letzteren durch die Tatsache der gewaltigen Abnahme der Sterblichkeit an Diphtherie seit Einführung des Heilserums ad absurdum zu führen sind, ist eingangs dieses Kapitels dargetan.

Wie eine bekannte Klasse von Leuten, so werden auch diejenigen nicht alle werden, die, irregeleitet durch sogen. Naturheilkundige und durch eine kleine Anzahl von Afterwissenschaft treibenden Ärzten, vagen und mystischen Behandlungsweisen mehr Vertrauen schenken als Behandlungsarten, welche auf naturwissenschaftlicher Grundlage aufgebaut sind.

Ferner ist noch folgende prophylaktische Maßregel in dem § 8 der Anweisung empfohlen:

„Kommt in einer Schule oder Unterrichtsanstalt eine Erkrankung an Diphtherie (übertragbarer Genickstarre oder Scharlach) vor, so ist allen Personen, welche in der Anstalt mit dem Erkrankten in Berührung gekommen sind, dringend anzuraten, in den nächsten Tagen täglich Rachen und Nase mit einem desinfizierenden Mundwasser auszuspülen."

Bezüglich der Wahl des Mundwassers s. S. 36.

Hinsichtlich der Frage der Schließung der Schulen oder einzelner Schulklassen ist in den §§ 12 und 15 der „Anweisung" (s. S. 22 u. 23) das Nähere bestimmt.

Über das Verhalten beim Ausbruch von Diphtherie in Pensionaten, Konvikten, Alumnaten, Internaten u. dergl. gibt der § 13 der „Anweisung" (s. S. 22) Auskunft.

Über die Wiedereröffnung einer wegen Diphtherie geschlossenen Schule oder Schulklasse sind im § 16 der „Anweisung" (s. S. 23) die näheren Bestimmungen getroffen.

4. Eitergrind (Impetigo contagiosa).

Der Eitergrind ist zwar in der preußischen ministeriellen Anweisung nicht aufgeführt, jedoch dürfte er bei seinem häufigen Auftreten unter den Schulkindern eine kurze Besprechung verdienen.

Der Eitergrind ist eine ansteckende Hautkrankheit, die darin besteht, daß im Gesicht, auf den Handrücken und Vorderarmen, seltener auf dem Hals und den angrenzenden Teilen der Brust und des Rückens und auf den Füßen und Unterschenkeln, anfangs kleine wässerige, dann größere (bis zur Größe eines Fünfpfennigstückes anwachsende) eitrige Blasen ohne oder mit nur geringen Reizerscheinungen auftreten.

Nach dem gewöhnlich bald erfolgenden Platzen der sehr zarten Blasendecke trocknet der Inhalt zu einer dicken, gelben oder grünlichen Borke ein. Auf dem ebenfalls häufig befallenen Kopfe zeigt sich der Ausschlag in etwas anderer Form, indem hier keine Blasen entstehen, sondern nur kleine gelbe oder gelbgrüne, die Haare verklebende Borken, nach deren Ablösung nässende Stellen zutage treten. Fallen die Borken von selbst ab, so hinterlassen sie eine rötliche Hautstelle, die allmählich wieder ein völlig normales Aussehen annimmt. Der Prozeß ist sehr oberflächlich und stört das Allgemein-

Die übertragbaren Krankheiten im besonderen. 61

befinden kaum. Dadurch aber, daß während einer bis mehrere Wochen fortdauernd frische Blasennachschübe erfolgen, zieht sich der Krankheitsverlauf in die Länge.

Die Verbreitung der Krankheit geschieht durch Übertragung des Blaseninhalts, in dem der Erreger, dessen Natur noch nicht sicher feststeht, enthalten ist.

Der Lehrer verhütet die Weiterverbreitung am besten dadurch, daß er die kranken Kinder alsbald ärztlicher Behandlung zuführt, unter der meist in wenigen Tagen Heilung erzielt wird. Auch ohne eine solche tritt bei reinlichem Verhalten gewöhnlich bald Heilung ein. Es empfiehlt sich, dem befallenen Schulkind während der Dauer der Krankheit einen von den übrigen Kindern etwas getrennten Sitzplatz anzuweisen.

5. Favus (Erbgrind).

Der Favus ist eine im mittleren Deutschland ziemlich seltene, in den östlichen Ländern und einigen Teilen Frankreichs noch häufigere Krankheit.

Der Favus ist eine durch einen Pilz, Achorion Schönleinii, verursachte Hautkrankheit, die sich am häufigsten bei Kindern auf dem behaarten Kopfe findet. Sie ist dadurch charakterisiert, daß sich schüsselartige, gelbliche bis schwefelgelbe gedellte kleine Scheiben, die sogen. Favusschildchen, bilden. Letztere bestehen hauptsächlich aus dicht verflochtenen Pilzmassen und Oberhautzellen und sind in der Mitte von einem Haar durchbohrt, falls dasselbe nicht inzwischen ausgefallen ist. Nach dem Abheben des Favusschildchen tritt eine kleine, rötlich aussehende, feucht glänzende Vertiefung zutage. Bei längerer Dauer des Leidens fließen die Favusschildchen zu weißlich mörtelartigen Massen, die unter Umständen einen großen Teil der Kopfhaut einnehmen können, zusammen und nur noch an der Peripherie ihre Entstehung aus runden Favusschildchen erkennen lassen. An den erkrankten Stellen sind die Haare matt, glanzlos und brüchig und verbreiten ebenso wie die Favusschildchen einen eigentümlichen Schimmel- oder Mäusegeruch.

Der Verlauf der Erkrankung ist außerordentlich chronisch und erstreckt sich über Jahre. Sie endet meist mit völliger Kahlheit an den befallenen Stellen.

Seltener als auf dem Kopfe kommt der Favus auf der übrigen Körperhaut vor. Hier erlischt er bei zweckmäßiger Behandlung in der Regel schnell, während der Nagelfavus wieder sehr hartnäckig ist und den Favus des Kopfes noch überdauern kann.

Die Ansteckungsfähigkeit des Favus, der auch bei Mäusen, Kaninchen, Hunden und Katzen vorkommt, ist nicht sehr groß, vielleicht wegen einer gewissen für die Haftung der Pilze notwendigen und im ganzen seltenen Disposition der Haut.

Zur Verhütung der Verbreitung des Favus durch die Schulen kommen die folgenden Bestimmungen der ministeriellen Anweisung in Betracht:

1. Werden Lehrer und Schüler von Favus befallen, so ist dies dem Vorsteher der Anstalt unverzüglich zur Kenntnis zu bringen (vergl. § 4 Abs. 3 der Anweisung).
2. Die an Favus leidenden Lehrer oder Schüler dürfen die Schulräume nicht betreten (vergl. § 4 Abs. 1 der Anweisung).
3. Die Wiederzulassung zur Schule der an Favus erkrankt gewesenen Personen darf erfolgen, wenn eine Weiterverbeitung der Krankheit durch sie nach ärztlicher Bescheinigung nicht mehr zu befürchten ist. Es ist darauf zu achten, daß die erkrankt gewesenen Personen vor ihrer Wiederzulassung gebadet und ihre Wäsche, Kleidung und persönlichen Gebrauchsgegenstände vorschriftsmäßig gereinigt bezw. desinfiziert werden (vergl. § 6 Abs. a der Anweisung).

Es sei noch darauf hingewiesen, daß sich die ärztliche Behandlung des Favus zur Erzielung eines endgültigen Heilerfolges häufig über mehrere Monate erstreckt. Die Fernhaltung an Favus Erkrankter vom Schulbesuch wird deshalb oft dementsprechend lange zu dauern haben.

6. Fleckfieber (Flecktyphus).

Das Fleckfieber (Flecktyphus) ist eine von dem Unterleibstyphus völlig verschiedene, im höchsten Grade ansteckende Krankheit, die in 15—20 % der Fälle tödlich verläuft.

Ein gehäuftes Auftreten der Krankheit wurde früher in Teuerungszeiten unter der notleidenden Bevölkerung oder zu Kriegszeiten unter den durch Entbehrungen und Strapazen geschwächten Truppen beobachtet, weshalb die Krankheit auch Hunger- oder Kriegstyphus genannt wurde. In Deutschland hat die Seuche im vorigen Jahrhundert vorzugsweise Oberschlesien und Ostpreußen in

Die übertragbaren Krankheiten im besonderen. 63

Form von Epidemien heimgesucht; in den letzten Jahren sind nur noch vereinzelte Fälle beobachtet worden.

Der Erreger der Krankheit ist noch nicht sicher bekannt, doch ist er wahrscheinlich im Blute des Kranken vorhanden.

Die Inkubationszeit beträgt ungefähr 8—14 Tage.

Symptome und Verlauf der Krankheit (aus der gemeinverständlichen Belehrung über das Fleckfieber des Bundesrates zur Bekämpfung des Fleckfiebers vom 28. Januar 1904):

„Nachdem während einiger Tage als Vorboten Kopfweh, allgemeine Mattigkeit und Gliederschmerzen vorausgegangen sind, beginnt die eigentliche Erkrankung meist plötzlich mit einem heftigen Schüttelfrost und hohem Fieber (40—41° C). Die Kranken bekommen ein gerötetes Gesicht, werden leicht benommen und verfallen in einen schlafsüchtigen Zustand, zeigen auch wohl die Neigung, im Fieberwahn das Bett zu verlassen.

Zwischen dem dritten und fünften Krankheitstage treten auf der Haut, besonders an Brust und Bauch, zahlreiche rötliche bis linsengroße Flecke auf, welche zu dem Namen Fleckfieber Veranlassung gegeben haben. Mit halb offenem Munde und Auge, trockener, brauner Zunge, in tiefer Benommenheit liegen die Kranken völlig teilnahmslos da und erreichen einen hohen Grad von Schwäche und Erschöpfung. Auch besteht eine heftige nervöse Unruhe. Die Stimme bekommt einen heiseren Klang.

Bei günstigem Verlaufe tritt gegen Ende der zweiten Krankheitswoche unter reichlichem Schweiße plötzlich die Entfieberung ein. Während der Genesung blättert die Haut kleinschuppig ab.

Neben schweren Fällen kommen mitunter so leichte Erkrankungen an Fleckfieber vor, daß sie mit Masern verwechselt werden können. Für die Verbreitung der Seuche sind sie ebenso gefährlich wie die schweren Erkrankungen."

Die Übertragung der Krankheit findet außerordentlich leicht statt. Sie ist erfolgt nicht nur direkt von Person zu Person, sondern auch durch Vermittlung von Ungeziefer, wahrscheinlich durch Läuse, vielleicht auch durch Flöhe oder Wanzen. Auch mit leblosen Gegenständen kann die Krankheit verschleppt werden. Ungünstige hygienische Verhältnisse, unsaubere überfüllte Wohnungen, schmutzige Quartiere und schlechte Ernährungsverhältnisse leisten der Weiterverbreitung der Seuche Vorschub. Dementsprechend wird die Krankheit am häufigsten durch Landstreicher und umherziehende Arbeiter in

Herbergen und Asylen niedrigster Art verbreitet; diese bilden die Zentren für ihre Weiterverbreitung. Letztere wird durch scharfe Absonderung der Kranken, gründliche Desinfektion und Vernichtung des Ungeziefers verhütet.

An Schutzmaßregeln für die Schule finden die in dem Kapitel „Cholera" aufgeführten Bestimmungen der „Anweisung" (s. S. 51 u. f.) analoge Anwendung, weshalb hierauf verwiesen werden kann.

7. Gelbfieber.

Das Gelbfieber hat wohl nur deshalb in der für Preußen gültigen ministeriellen Anweisung zur Verhütung der Verbreitung übertragbarer Krankheiten durch die Schulen Aufnahme gefunden, weil es zu den sogen. gemeingefährlichen Krankheiten gehört, für die das Reichsseuchengesetz besondere Bestimmungen getroffen hat. Da jedoch die Krankheit in den letzten Jahrzehnten auf die tropischen und subtropischen Erdteile beschränkt blieb, hat dieselbe für unsere Schulen kaum eine Bedeutung, weshalb von einer Besprechung an dieser Stelle abgesehen werden kann.

8. Genickstarre (übertragbare).

Die übertragbare Genickstarre (epidemische Hirnhautentzündung) ist eine ansteckende Krankheit, welche in einer akuten Entzündung der weichen Hirn- und Rückenmarkshäute besteht. In der Regel tritt die Krankheit vereinzelt, zuweilen auch in epidemischer Verbreitung auf.

Nachdem die Krankheit in Deutschland in den letzten Jahren mit relativ niedrigen Zahlen in die Erscheinung trat, hat dieselbe im Jahre 1905 in Oberschlesien unerwartet zu einer großen Epidemie geführt, bei der sich über 3000 Erkrankungs- und etwa 2000 Todesfälle ereigneten.

Hauptsächlich ist das kindliche Lebensalter bis zum fünften Lebensjahre gefährdet, jedoch kommen auch nicht selten Erkrankungen bei Säuglingen, älteren Kindern und Erwachsenen vor. Wenn auch nach den Beobachtungen gelegentlich der großen oberschlesischen Epidemie im Jahre 1905 die Schule bei der Verbreitung der Genickstarre jedenfalls nicht in erheblicher Weise beteiligt ist, so ist doch das Vorkommen einer Übertragung in der Schule nicht von der Hand zu weisen, wie mich auch eine eigene Beobachtung gelehrt hat.

Die übertragbaren Krankheiten im besonderen. 65

Als Krankheitserreger wird eine von Weichselbaum entdeckte Bakterienart, der Diplococcus intracellularis meningitidis und Meningococcus angesprochen.

Die Krankheitserreger, deren Widerstandsfähigkeit eine geringe ist, finden sich hauptsächlich in der Hirn= und Rückenmarksflüssigkeit der Kranken, ferner auch im Nasenrachenschleim und in den Schleim= tröpfchen, welche der Kranke beim Sprechen, Räuspern, Husten und Niesen um sich verbreitet.

Die Übertragung kommt zustande durch Berührungen des Nasenschleims oder Auswurfs des Kranken oder der damit verun= reinigten Gegenstände, Wäsche, Kleider usw., ferner durch Einatmung der von dem Kranken ausgestreuten feinsten Schleimtröpfchen. Da vielfach gesunde Personen aus der Umgebung Genickstarrekranker die Krankheitserreger in ihrem Nasenrachenraume beherbergen, so werden diese Personen leicht die Krankheit verbreiten können.

Ja, man hat in der Umgebung von Genickstarrekranken in manchen Fällen so auffallend viele Keimträger bei Gesunden ge= funden, daß man zu der Annahme gelangte, daß die meisten Menschen verhältnismäßig wenig empfänglich für die Krankheits= erreger sind, und daß nur geschwächte oder besonders disponierte Personen erkranken. Die Übertragung der Infektionskeime wird begünstigt durch überfüllte, unreinlich gehaltene und schlecht gelüftete Wohnungen.

Die Erkrankung an Genickstarre erfolgt gewöhnlich nach einer nur wenige Tage betragenden Inkubationszeit. Meist gehen dem Ausbruch der Krankheit Abgeschlagenheit, Frösteln, Übel= keit, Schwindel, Kopf= und Nackenschmerzen voraus. Nicht selten kommt es aus voller Gesundheit heraus plötzlich zu schweren Krank= heitserscheinungen.

Symptome und Verlauf der Krankheit (aus der gemein= verständlichen Belehrung über übertragbare Genickstarre der ministe= riellen Sonderanweisung vom 30. August 1906):

„Die Krankheit beginnt meistens mit Erbrechen, Kopfschmerzen, Schüttelfrost, Fieber und Pulsbeschleunigung. Die Kranken sind meist äußerst empfindlich gegen Berührungen und Bewegungen, z. B. beim Umbetten. Die Nackensteifigkeit kann sehr bald oder erst nach einigen Tagen eintreten. Zuweilen, namentlich bei Säug= lingen, kann sie aber auch ganz fehlen.

Eine große Reihe von Fällen heilt trotz anfangs beängstigender Erscheinungen in 3—14 Tagen.

In jedem Falle empfiehlt es sich, sobald als möglich einen Arzt hinzuzuziehen und den Schleim aus dem Nasenrachenraume, geeignetenfalls auch den flüssigen Inhalt des Rückenwirbelkanals bakteriologisch untersuchen zu lassen.

In einer Reihe von Fällen stellt sich bald Benommenheit, Unruhe, Steifigkeit des Nackens, Rückens, der Arme und Beine ein. Die Kranken bekommen Rötung der Rachenschleimhaut, eine dichtbelegte Zunge, große Schmerzempfindlichkeit der Haut und Neigung, im Fieberwahn das Bett zu verlassen. In 1—2 Tagen, zuweilen schon in 6—12 Stunden kann der Tod erfolgen.

Bei einer zweiten Gruppe von Fällen ist der Verlauf weniger stürmisch und erfolgt der Tod erst nach 4—6 Tagen. Bei diesen Kranken bildet sich unter hohem Fieber vollkommene Rückwärtsbiegung des Nackens und der Wirbelsäule aus, so daß die Kranken nur auf einer Seite liegen oder auf dem tief in die Kissen gebohrten Hinterkopf und dem Gesäß ruhen, während die Knie an den Leib angezogen gehalten werden. Benommenheit wechselt mit Erregungszuständen und selbst Krämpfen ab. Die Augen sind gerötet, nicht selten nach innen schielend, die Lippen trocken, die Zunge belegt, an Lippen und Nasenflügeln schießen Bläschen auf. Stuhl und Harn läßt der Kranke unter sich gehen. Unter starker Steigerung der Körperwärme und Pulsfrequenz erfolgt der Tod durch Herzschwäche.

In einer dritten Reihe von Fällen erfolgt, abgesehen von den Genesungsfällen, der Tod erst nach Wochen und Monaten unter beständigen Schwankungen der Körperwärme und des Pulses, dauernder Nackenstarre, Appetitlosigkeit und zunehmender Abmagerung. Der Unterleib sinkt kahnförmig ein, es bilden sich Lähmungen der Augenmuskeln und Schwerhörigkeit bis zu völliger Taubheit aus. Der Kranke schreit zuweilen durchdringend auf und kann schließlich an Erschöpfung zugrunde gehen.

Bei günstigem Verlaufe der Krankheit tritt allmählich Nachlaß aller Erscheinungen ein, doch kann es auch dann noch zu gefährlichen Rückfällen kommen. Häufig bleiben dauernde Störungen, Schwerhörigkeit oder Taubheit, Schielen, Blindheit, meist auf einem Auge, in seltenen Fällen auch Krämpfe oder Blödsinn zurück. Doch ist bei rechtzeitig geleisteter Hilfe und bei sorgfältiger Pflege auch die Möglichkeit völliger Heilung gegeben."

Die übertragbaren Krankheiten im besonderen.

Die Sterblichkeit ist eine sehr hohe. Im allgemeinen beträgt sie 30—40 % der Erkrankungen. Bei der oberschlesischen Epidemie im Jahre 1905 betrug sie sogar 67 %.

Da die Krankheit nicht selten Kinder im schulpflichtigen Alter befällt, die Symptome im Beginne oft zweifelhaft sind und die Ansteckungsfähigkeit schon im Anfangsstadium vorliegt, so wird der Lehrer, namentlich zur Zeit einer herrschenden Epidemie, bei auffallenderen Veränderungen im Wesen und Verhalten der Kinder Verdacht schöpfen und die Untersuchung der verdächtigen Kinder durch einen Arzt in die Wege leiten.

Die Bekämpfung der Krankheit besteht vor allem in der Absonderung der Genickstarrkranken, in der fortlaufenden Desinfektion der Auswurfstoffe der Kranken, ihrer Leib- und Bettwäsche und persönlichen Gebrauchsgegenstände, ferner in der Reinigung und Desinfektion der Wohnungen, in denen Genickstarrefälle vorgekommen sind.

Außerdem sind die Gesundheitsbehörden bestrebt, die gesunden Bazillen- (Meningococcen) träger, die als Verbreiter der Infektion in Frage kommen, nach Möglichkeit abzusondern und so lange ärztlich behandeln zu lassen, bis ihre Nasenrachenräume frei von den Erregern (den Meningococcen) befunden werden.

Bezüglich der für die Schule in Betracht kommenden Schutzmaßregeln gilt das in dem Kapitel „Diphtherie" Gesagte in entsprechender Weise, weshalb hierauf verwiesen werden kann (s. S. 58 u. f.).

Leider steht jedoch den Ärzten bei der Genickstarre ein einigermaßen zuverlässiges Schutzimpfungsverfahren bis jetzt nicht zur Verfügung.

9. Keuchhusten (Stickhusten),

auch blauer Husten genannt, ist eine durch Ansteckung erzeugte Kehlkopf- und Luftröhrenerkrankung, die durch typisch auftretende, krampfartige Hustenanfälle und eine ziemlich lange Krankheitsdauer charakterisiert ist.

Der Keuchhusten ist eine echte Kinderkrankheit, die ganz vorzugsweise das früheste Kindesalter, und zwar in den ersten zwei Lebensjahren befällt (s. Tabelle auf S. 3). Von da ab fällt die Morbiditäts- und Mortalitätsziffer an Keuchhusten ganz erheblich. Immerhin kommen jedoch auch noch im schulpflichtigen Alter eine ansehnliche Anzahl Erkrankungs- und auch Todesfälle an Keuchhusten vor. So starben beispielsweise in Preußen im Jahre 1908 noch 283 Kinder im schulpflichtigen Alter an Keuchhusten.

Der Erreger des Keuchhustens ist noch nicht mit Sicherheit festgestellt.

Die Inkubationszeit bei Keuchhusten beträgt 10—12 Tage.

Die Krankheit beginnt mit einem leichten Katarrh der Atmungsorgane, mit uncharakteristischem Schnupfen und Husten und Rötung der Augen. Die Gesamtdauer des ersten sogen. katarrhalischen Stadiums beträgt etwa 8—10 Tage. Ohne scharfe Grenze geht dieses allmählich in das zweite Stadium, das Stadium des krampfartigen Hustens, über. Es treten krampfhafte Hustenanfälle mit tiefen, langgezogenen, pfeifenden Einatmungen begleitet auf. Das Gesicht wird dabei häufig blau (blauer Husten). Nicht selten kommt es infolge der Stauung bei den Hustenanfällen zu Blutungen in die Augenbindehäute und zu Nasenbluten. Sehr oft tritt während der Anfälle oder am Ende derselben Erbrechen ein. An dem Zungenbändchen bilden sich häufig infolge mechanischer Einwirkung der Zähne beim Husten kleine Geschwüre. Die Anfälle treten nach der Schwere der Erkrankung verschieden häufig auf, und zwar bis etwa 50 mal in 24 Stunden.

Das Krampfstadium, in welchem nur selten Fieber besteht, hält wochenlang an, und zwar 3—12 Wochen und länger. Allmählich werden die Anfälle seltener und weniger heftig (Lösungsstadium), bis sie schließlich ganz aufhören und die Genesung eintritt.

In selteneren Fällen stellen sich schwerere Komplikationen von seiten der Lunge (katarrhalische Lungenentzündungen) ein, die den Tod herbeiführen können. Es ist noch zu bemerken, daß als Nachkrankheit zuweilen eine Lungenerweiterung zurückbleibt oder daß eine Lungentuberkulose sich einstellt.

Einmaliges Überstehen der Krankheit schützt in der Regel gegen eine Wiedererkrankung.

•Der Krankheitserreger wird höchstwahrscheinlich durch das ausgehustete Sekret verbreitet. Die Infektion dürfte zustande kommen durch Berührungen des Sekrets oder von Gebrauchsgegenständen: Taschentücher, Kleider, Eß- und Trinkgeschirre usw., die mit dem Sekret Keuchhustenkranker behaftet sind. Die sogen. „Tröpfcheninfektion" dürfte beim Keuchhusten ebenfalls eine bedeutende Rolle spielen. Ob eine direkte Übertragung durch dritte Personen stattfinden kann, ist noch zweifelhaft.

In prophylaktischer Beziehung ist von Wichtigkeit, daß die keuchhustenkranken Kinder im Prodromalstadium und Blütestadium

Die übertragbaren Krankheiten im besonderen. 69

der Krankheit möglichst von gesunden Kindern abgesondert werden. Ihre Wäsche, namentlich die Taschentücher, werden am zweckmäßigsten durch Auskochen desinfiziert.

An Schutzmaßregeln für die Schule sind die nachfolgenden Bestimmungen der „Anweisung" von Wichtigkeit.

Sobald Lehrer oder Schüler an Keuchhusten erkranken, ist dies dem Vorsteher der Schule unverzüglich zu melden (vergl. § 4 Abs. 3 der „Anweisung").

An Keuchhusten erkrankte Lehrer und Schüler dürfen die Schulräume nicht betreten (vergl. § 4 Abs. 1 der Anweisung).

Die Wiederzulassung zur Schule der an Keuchhusten erkrankt gewesenen Personen darf erfolgen, wenn eine Weiterverbreitung der Krankheit durch sie nach ärztlicher Bescheinigung nicht mehr zu befürchten ist. Es ist darauf zu achten, daß die erkrankt gewesenen Personen vor ihrer Wiederzulassung gebadet und ihre Wäsche, Kleidung und persönlichen Gebrauchsgegenstände vorschriftsmäßig gereinigt und desinfiziert werden (vergl. § 6 Abs. a der Anweisung).

Hinsichtlich der Frage einer eventuellen Schulschließung kommen die §§ 12 und 15 und hinsichtlich des Vorgehens bei Pensionaten, Konvikten u. dergl. der § 13 der „Anweisung" in Betracht (s. S. 22).

Die Wiedereröffnung einer wegen Keuchhustens geschlossenen Schule oder Schulklasse regelt sich nach § 16 „der Anweisung" (s. S. 23).

Da, wie schon eingangs dieses Kapitels hervorgehoben, das vorschulpflichtige Alter ganz überwiegend von der Krankheit befallen wird, ist hier noch ein besonderer Hinweis auf den § 16 der Anweisung notwendig, der es gestattet, die obigen Bestimmungen gerade auch auf die von diesen Kindern besuchten Anstalten anzuwenden. Der betr. Paragraph lautet nämlich:

„Die vorstehenden Vorschriften finden auch auf Erziehungsanstalten, Kinderbewahranstalten, Spielschulen, Warteschulen, Kindergärten, Krippen u. dergl. entsprechende Anwendung."

10. Körnerkrankheit (Granulose, Trachom) bezw. die für die Schule in Betracht kommenden ansteckenden Augenkrankheiten überhaupt.

Von besonderer Wichtigkeit für die Schule sind jene Augenkrankheiten der Kinder, welche in der Augenbindehaut ihren Sitz haben, da sie häufig dauernde Störungen des Sehvermögens durch

Geschwürs- und Narbenbildung, ja zuweilen selbst Erblindung herbeiführen.

Man unterscheidet bei den kontagiösen Augenkrankheiten die Blennorrhöe und Diphtherie der Augenlid-Bindehäute, den akuten und chronischen Augenlid-Bindehautkatarrh, den Follikulärkatarrh und die Körnerkrankheit (granulöse oder ägyptische Augenentzündung, Trachom).

Für die Schule kommen fast nur die beiden letztgenannten Krankheiten in Betracht. In der preußischen ministeriellen Anweisung vom Jahre 1907 ist nur die Körnerkrankheit ihrer überwiegenden Bedeutung halber aufgeführt. Trotz der Ähnlichkeit des Follikulärkatarrhs und der Körnerkrankheit, deren Unterscheidung im Beginn der Erkrankung selbst für den Arzt nicht immer leicht ist, handelt es sich doch um ursächlich ganz verschiedene Krankheitsformen. Da die Unterscheidung der beiden Krankheiten lediglich Sache des Fachmannes, des Arztes, ist, wird der Lehrer jeden Fall einer Augenentzündung, welche mit Absonderung einhergeht, baldmöglichst einem Arzte zur Feststellung der Krankheit zuführen.

Immerhin erscheint es notwendig, mit Rücksicht auf die Bedeutung der Körnerkrankheit, welche namentlich unter den Schulkindern der östlichen Provinzen der preußischen Monarchie eine größere Verbreitung angenommen hat, den Lehrer mit den Haupterscheinungen wenigstens der Körnerkrankheit bekannt zu machen. Lehrer und Lehrerin werden alsdann bei ihrer Stellung als Erzieher der Jugend durch Aufklärung und Belehrung über die Krankheit viel zur Verhütung der Weiterverbreitung derselben beitragen können und sich dadurch als wertvolle Hilfskräfte für die Ärzte erweisen.

Als Erreger der Körnerkrankheit, ebenso wie des Follikulärkatarrhs, werden Mikroorganismen angeschuldigt, welche jedoch vorläufig noch nicht bekannt sind.

Symptome und Verlauf der Körnerkrankheit (aus der gemeinverständlichen Belehrung über Körnerkrankheit der ministeriellen Sonderanweisung vom 30. August 1906):

„Die Krankheit beginnt mit einem einfachen Bindehautkatarrh. Der Kranke hat anfangs entweder gar keine Beschwerden oder klagt über Hitze und Schmerzen im Auge und hat das Gefühl, als wenn sich Sand in demselben befände. Langsam nehmen die Schmerzen zu und es kommt häufig zu stärkerer schleimig-eitriger Absonderung.

Die übertragbaren Krankheiten im besonderen. 71

Auf der Bindehaut der Augenlider entstehen körnerartige Knötchen, welche wie Fleischwarzen aussehen und allmählich stark anschwellen.

Schreitet die Krankheit fort, so nimmt die Schwellung der Bindehäute zu. Es kommt zu Rötung des Weißen im Auge, später wohl auch der Hornhäute, diese werden allmählich trübe und das Sehvermögen nimmt ab. Infolge Zerfalls der Körner kommt es allmählich zu narbigen Schrumpfungen der Augenlider, infolge deren die Wimpern sich nach innen stellen, auf der Hornhaut reiben und diese stärker entzünden. Das Sehvermögen nimmt mehr und mehr ab und es kann schließlich Blindheit eintreten."

Die Infektionsquelle der Krankheit ist in dem Augensekret der Kranken zu suchen. Die Übertragung kommt zustande durch Berührung mit den Absonderungen der Augen und wird vermittelt durch Finger, Handtücher, Waschgeschirre, Taschentücher, welche von Kranken und Gesunden gemeinsam benutzt werden. Begünstigt wird die Weiterverbreitung der Krankheit und die Entstehung von Epidemien durch enge, schlecht gelüftete und unreinlich gehaltene Wohnungen. Zur Verschleppung der Krankheit tragen namentlich Wanderarbeiter, Sachsengänger, Bauarbeiter u. dergl. bei, welche aus Gegenden stammen, in denen die Körnerkrankheit herrscht.

Hinsichtlich der Bekämpfung der Körnerkrankheit ist zunächst zu fordern, daß jede verdächtige Augenentzündung ärztlich untersucht wird, nicht nur mit Rücksicht auf die Verhütung der Weiterverbreitung, sondern auch weil am ehesten dann eine dauernde Heilung zu erwarten ist, wenn ärztliche Hilfe rechtzeitig eingeleitet wird. Aus diesem Grunde erscheint es auch geboten, daß alle Schulkinder von Zeit zu Zeit ärztlich untersucht werden. Eine öftere ärztliche Untersuchung ist besonders notwendig in Pensionaten, Internaten u. dergl., da erwiesen ist, daß die Verbreitung der Krankheit hauptsächlich durch das gemeinschaftliche Zusammenleben befördert wird.

Der Kranke selbst sollte ein eigenes Bett, jedenfalls aber besondere Waschgeräte und Handtücher erhalten. Die Gebrauchsgegenstände des Kranken dürfen nicht von anderen Personen mitbenutzt werden und müssen nach jedem Gebrauche gründlich desinfiziert und gereinigt werden. Die von dem Kranken benutzten Verbandmittel, Augenläppchen, Verbandwatte u. dergl dürfen nicht mehrmals benutzt werden, sondern sind nach jedem Gebrauche sofort zu verbrennen.

Werden diese Forderungen in der Behausung des Kranken nicht erfüllt, so kann die Absonderung des Kranken in einem Krankenhause in Frage kommen.

Für die Verhütung der Übertragung ansteckender Augenkrankheiten durch die Schulen kommt für Preußen noch eine ältere Anweisung in Betracht, welche dem Ministerialerlaß vom 20. Mai 1898 beigegeben und nachfolgend abgedruckt ist.

Anweisung zur Verhütung der Übertragung ansteckender Augenkrankheiten durch die Schule.

1. Augenkrankheiten, welche vermöge ihrer Ansteckungsfähigkeit besondere Vorschriften für die Schulen erforderlich machen, sind:
    a) Blennorrhöe und Diphtherie der Augenlid-Bindehäute,
    b) akuter und chronischer Augenlid-Bindehautkatarrh, Follikulärkatarrh und Körnerkrankheit (granulöse oder ägyptische Augenentzündung, Trachom).
2. Es ist darauf hinzuwirken, daß von einem jeden Falle von ansteckender Augenkrankheit, welcher bei einem Schüler oder bei dem Angehörigen eines Schülers vorkommt, durch den Vorstand der Haushaltung, welcher der Schüler angehört, dem Vorsteher der Schule (Direktor, Rektor, Hauptlehrer, erstem Lehrer, Vorsteherin usw.), bei einklassigen Schulen dem Lehrer (Lehrerin) unverzüglich Anzeige erstattet wird.
3. Schüler, welche an einer der unter 1 a genannten Augenkrankheiten leiden, sind unter allen Umständen, solche, welche an einer der unter 1 b genannten Augenkrankheiten leiden, dagegen nur, wenn bezw. solange sie deutliche Eiterabsonderung haben, vom Besuche der Schule auszuschließen.
4. Schüler, welche an einer der unter 1 b genannten Augenkrankheiten leiden, jedoch keine deutliche Eiterabsonderung haben, sowie solche Schüler, welche gesund sind, aber einer Haushaltung angehören, in der ein Fall von ansteckender Augenkrankheit (1 a oder 1 b) aufgetreten ist, dürfen am Unterrichte teilnehmen, wenn sie besondere, von den gesunden Schülern genügend weit entfernte Plätze angewiesen erhalten.
5. Schüler, welche gemäß Ziffer 3 vom Schulbesuche ausgeschlossen oder gemäß Ziffer 4 gesondert gesetzt worden sind, dürfen zum Schulbesuch bezw. auf ihren gewöhnlichen Platz nicht wieder zugelassen werden, bevor nach ärztlicher Bescheinigung die Ge-

Die übertragbaren Krankheiten im besonderen.

fahr der Ansteckung beseitigt ist und sowohl die Schüler selbst als ihre Wäsche und Kleidung gründlich gereinigt worden sind.

6. Für die Beobachtung der unter Ziffer 3—5 gegebenen Vorschriften ist der Vorsteher der Schule (Ziffer 2), bei einklassigen Schulen der Lehrer (Lehrerin) verantwortlich. Derselbe hat von jeder Ausschließung eines Kindes vom Schulbesuche wegen ansteckender Augenkrankheit (Ziffer 3) der Ortspolizeibehörde unverzüglich Anzeige zu erstatten.

7. Aus Pensionaten, Konvikten, Alumnaten und sonstigen Internaten dürfen Zöglinge während der Dauer oder unmittelbar nach dem Erlöschen einer in der Anstalt epidemisch aufgetretenen ansteckenden Augenkrankheit nur dann in die Heimat entlassen werden, wenn dies nach ärztlichem Gutachten ohne Gefahr der Übertragung der Krankheit geschehen kann und alle vom Arzte für nötig erachteten Vorsichtsmaßregeln beobachtet worden sind.

8. Lehrer und anderweitig im Schuldienste beschäftigte Personen, welche an einer ansteckenden Augenkrankheit (1 a und 1 b) erkranken, haben hiervon dem Vorsteher der Schule (Ziffer 2) und der Ortspolizeibehörde unverzüglich Anzeige zu erstatten.

Wohnt der Erkrankte im Schulhause selbst, so hat der Vorsteher der Schule darauf hinzuwirken, daß der Kranke ärztlich behandelt und, falls dies nach ärztlichem Gutachten erforderlich, abgesondert wird.

Wohnt der Erkrankte außerhalb des Schulhauses, so darf er während der Dauer der Krankheit das Schulhaus nicht betreten, bevor nach ärztlicher Bescheinigung die Gefahr der Ansteckung beseitigt und seine Wäsche und Kleidung gründlich gereinigt worden sind.

Leidet der Erkrankte an einer der unter 1 b aufgeführten Augenkrankheit, so darf er seinen Dienst in der Schule fortsetzen, wenn bezw. solange er keine deutliche Eiterabsonderung hat.

9. Lehrer und anderweitig im Schuldienste beschäftigte Personen, in deren Hausstand ein Fall von ansteckender Augenkrankheit (1 a und 1 b) auftritt, haben hiervon dem Vorsteher der Schule (Ziffer 2) unverzüglich Anzeige zu erstatten. Handelt es sich um eine der unter 1 a aufgeführten Augenkrankheiten, so dürfen sie während der Dauer der Erkrankung ihren Dienst nur versehen, wenn nach ärztlicher Bescheinigung eine Gefahr der Verbreitung der Krankheit in der Schule damit nicht verbunden ist.

10. Sobald in einer Schule oder in einem Orte, in welchem sich eine Schule befindet, oder in einem Nachbarorte, aus welchem Kinder die Schule besuchen, mehrere Fälle von ansteckenden Augenkrankheiten vorkommen, hat der Vorsteher der Schule (Ziffer 2) bei dem Landrate, bezw. in Städten, welche einen eigenen Kreis bilden, bei dem Polizeiverwalter des Ortes eine ärztliche Untersuchung der Lehrer und Schüler sowie sämtlicher im Schulhause wohnenden Personen durch den beamteten Arzt zu beantragen. Ob bezw. wie oft dieselbe zu wiederholen ist, bestimmt die zuständige Behörde nach Anhörung des beamteten Arztes.

11. Für die Behandlung der an ansteckenden Augenkrankheiten leidenden Schüler hat, soweit dieselbe nicht nach ärztlicher Bescheinigung durch die Eltern veranlaßt wird, die Ortspolizeibehörde Sorge zu tragen.

12. Während der Dauer einer ansteckenden Augenkrankheit in einer Schule sind das Schulgrundstück, die Schulzimmer und die Bedürfnisanstalten täglich besonders sorgfältig zu reinigen, die Schulzimmer während der unterrichtsfreien Zeit fleißig zu lüften, die Bedürfnisanstalten nach Anordnung der Ortspolizeibehörde zu desinfizieren, die Türklinken, Schultafeln, Schultische und Schulbänke täglich nach Beendigung des Unterrichts mit einer lauwarmen Lösung von je einem Teile Schmierseife und reiner Karbolsäure in hundert Teilen Wasser abzuwaschen.

Diese Vorschrift gilt auch für die in Ziffer 7 bezeichneten Anstalten und erstreckt sich in diesen auch auf die Wohn-, Arbeits- und Schlafräume.

13. Die Schließung einer Klasse oder einer ganzen Schule wegen einer ansteckenden Augenkrankheit wird nur in den seltensten Fällen erforderlich und ratsam sein und kann nur durch den Landrat, bezw. in Städten, welche einen eigenen Kreis bilden, den Polizeiverwalter des Ortes nach Anhörung des beamteten Arztes geschehen. Namentlich ist sie bei Follikulärkatarrh fast nie und bei der Körnerkrankheit in der Regel nur dann erforderlich, wenn eine größere Anzahl von Schülern an deutlicher Eiterabsonderung leidet.

Ist Gefahr im Verzuge, so können der Vorsteher der Schule und die Ortspolizeibehörde auf Grund ärztlichen Gutachtens die vorläufige Schließung der Schule selbständig an-

Die übertragbaren Krankheiten im besonderen. 75

ordnen, haben jedoch hiervon dem Kreis-Schulinspektor und dem Landrate unverzüglich Anzeige zu erstatten.

14. Die Wiedereröffnung einer wegen einer ansteckenden Augenkrankheit geschlossen gewesenen Schule oder Schulklasse darf nur auf Grund einer vom Landrate, bezw. in Städten, welche einen eigenen Kreis bilden, vom Polizeiverwalter des Ortes zu treffenden Anordnung erfolgen. Derselben muß eine gründliche Reinigung und Desinfektion des Schullokales vorangehen.

15. Die vorstehenden Vorschriften Ziffer 1—14 finden auch auf private Unterrichts- und Erziehungsanstalten einschließlich der Fortbildungsschulen, Handarbeitsschulen, Kinderbewahranstalten, Spiel- und Warteschulen, Kindergärten usw. Anwendung.

In der neueren mehrfach erwähnten preußischen ministeriellen Anweisung vom Jahre 1907 sind hinsichtlich der Körnerkrankheit der Hauptsache nach die gleichen Vorschriften gegeben.

Die in Betracht kommenden Bestimmungen der „Anweisung" sind in dem Kapitel „Favus (Erbgrind)", S. 62, aufgeführt, worauf hiermit hingewiesen wird.

Nur ist bezüglich der Fernhaltung der an Körnerkrankheit leidenden Lehrer und Schüler vom Schulbesuche insofern eine Einschränkung gemacht, als dieselben nur so lange die Schulräume nicht betreten dürfen, als sie deutliche Eiterabsonderung haben (vergl. § 4 der „Anweisung", S. 20).

Ferner ist betreffs der Schüler, welche zwar an Körnerkrankheit leiden, aber keine deutliche Eiterabsonderung zeigen, im § 9 der Anweisung folgendes bestimmt:

„Schüler, welche an Körnerkrankheit leiden, dürfen, solange sie keine deutliche Eiterabsonderung haben, am Unterricht teilnehmen, müssen aber besondere, von den gesunden Schülern genügend weit entfernte Plätze angewiesen erhalten und haben Berührungen mit den gesunden Schülern tunlichst zu vermeiden."

Es dürfte sich, um Wiederholungen zu vermeiden, erübrigen, diesen klar ausgesprochenen Grundsätzen zur Bekämpfung der Körnerkrankheit in der Schule weitere Bemerkungen hinzuzufügen.

Neben der speziellen Bekämpfung der Krankheit dürfte in den vorzugsweise von derselben bedrohten Gegenden noch besonderes Gewicht auf die Verbesserung der allgemeinen sanitären Verhältnisse zu legen sein. Man wird die Wohnungen zu assanieren suchen, den Reinlichkeitssinn und die Körperpflege unter der Bevölkerung zu heben bemüht sein.

Spezieller Teil.

11. Krätze.

Die Krätze (Scabies) ist eine stark juckende Hauterkrankung, welche durch einen den Milben (Acarinen) zugehörigen Schmarotzer, den Acarus scabiei hominis, erzeugt wird.

Die Krätze ist ziemlich stark verbreitet, namentlich in den östlichen Distrikten der preußischen Monarchie. Hier herrscht sie fast ausschließlich unter der armen Bevölkerung, wo sie bei dem mangelnden Reinlichkeitssinn der Leute reichliche Verbreitung findet. Bei ihrer leichten Übertragbarkeit findet sie auch in der Schule Gelegenheit, sich zu verbreiten.

Für die Erkennung der Krankheit sind die Ansiedlungsstätten der Milbe wichtig. Zu den von ihnen bevorzugten Körperstellen gehören die Seitenränder der Finger und die Falten zwischen den Fingern, ferner die Beugeflächen an Hand-, Ellenbogen- und Kniegelenk, der innere Fußrand und die vordere Achselfalte.

Mit Hilfe einer Lupe erkennt man in der Haut die charakteristischen Milbengänge, die davon herrühren, daß die Milben und namentlich die erwachsenen weiblichen Tierchen sich unter die Oberhaut einbohren und unter derselben in einer der Oberfläche parallelen Richtung weiterkriechen, um hier Nahrung zu suchen und ihre Eier abzulegen. Diese Milbengänge sind durchschnittlich etwa 1 cm lang und verlaufen meist gerade, zuweilen auch geschlängelt. An dem Ende eines Milbenganges erkennt man die Milbe als ein feines Pünktchen.

Außerdem finden sich stets Spuren des stattgehabten Kratzens, Rötung, Quaddeln und nässende Wunden oder Ausschlag, die das heftige Jucken noch vermehren.

Die Übertragung kommt zustande von Mensch zu Mensch durch länger dauernde oder oft wiederholte Berührungen oder durch Betten und Kleidungsstücke, welche die Milben enthalten. Auch von zahlreichen Tieren, namentlich von Hunden, Katzen, Pferden, bei denen der Menschenmilbe identische oder nahe verwandte Milben eine „Räude" hervorrufen, kommen gelegentlich Übertragungen auf den Menschen vor.

Zur Verhütung der Weiterverbreitung der Krankheit durch die Schulen ist es natürlich notwendig, daß die mit Krätze behafteten Schulkinder bis zu ihrer vollständigen und ärztlich bescheinigten Heilung vom Schulbesuche ferngehalten werden. Dieser Forderung entsprechen auch die in der „Anweisung" enthaltenen Bestimmungen, welche in dem Kapitel „Favus (Erbgrind)", S. 62, aufgeführt

Die übertragbaren Krankheiten im besonderen. 77

sind und in entsprechender Weise auch auf die Krätze Anwendung zu finden haben.

12. Läusesucht (Kopfläuse).

Die Läusesucht ist zwar in der preußischen ministeriellen Anweisung nicht berücksichtigt, da es sich weniger um eine eigentliche Krankheit als vielmehr um eine Ungezieferplage handelt, sie erscheint aber wegen ihres häufigen Vorkommens unter den Schulkindern einer kurzen Besprechung wert.

Die Kopfläuse (Pediculi capitis) sind ausschließliche Bewohner des behaarten Kopfteils, wo sie sich auf der Haut und zwischen den Haaren aufhalten.

Kopfläuse werden überaus häufig in die Schule importiert und dort in ausgedehntem Maße übertragen. In manchen Schulen werden ein Drittel und mehr Kinder mit Läusen behaftet gefunden.

Die weiblichen Kopfläuse befestigen ihre Eier — Nisse — an den Haaren mittelst einer das Haar umfassenden Chitinscheide, und zwar dicht über der Kopfhaut. Die Chitinscheide bleibt an den Haaren haften, auch wenn die jungen Läuse aus dem Ei herausgeschlüpft sind. Daß die Vermehrungsfähigkeit der Läuse eine sehr große ist, ist bekannt. Das heftige Jucken, das sie hervorrufen, führt zu Kratzwunden und dadurch häufig zu Ausschlägen. Eine große Anzahl der Ausschläge der behaarten Kopfhaut, des Gesichts, der Augenlider und Ohren in schulpflichtigem Alter sind auf Kopfläuse zurückzuführen. Die Ausschläge sind häufig von Drüsenanschwellungen begleitet.

Die Einschleppung der Kopfläuse in die Schule erfolgt hauptsächlich durch vernachlässigte, den ärmeren Volksschichten angehörende Kinder. Die Beseitigung des Übels geschieht naturgemäß am besten so, daß die mit Läusen behafteten Schüler herausgesucht und einer zweckmäßigen Behandlung unterworfen werden. Auch hier dürften sich die ärztlichen Schuluntersuchungen als sehr förderlich erweisen.

Mit Rücksicht auf die Bekämpfung der parasitären Hautkrankheiten und des Ungeziefers erscheint wiederum die Einführung von Schulbrausebädern sehr notwendig.

13. Masern.

Die Bedeutung der Masern für die Volksgesundheit läßt sich am besten aus der Zahl der Sterbefälle an dieser Krankheit erkennen.

Nach den standesamtlichen Nachrichten für Preußen sterben an Masern und Röteln (letztere kommen als Todesursache wohl kaum in Betracht) jährlich etwa 7—8000 Personen. Die Zahl der Todesfälle an den allgemein als harmlos angesehenen Masern ist — allerdings bei einer weit größeren Zahl der Erkrankungen — nicht viel kleiner wie die an Scharlach (jährlich etwa 8—10000 Todesfälle in Preußen).

Die Mehrzahl der Masernfälle betrifft zwar das vorschulpflichtige Alter, immerhin spielen die Masern (wie die Tabellen auf S. 3 u. 4 lehren) auch für die Schulkinder noch eine erhebliche Rolle.

Der Erreger der Masern ist jedenfalls unter den Mikroorganismen zu suchen, jedoch ist derselbe bis jetzt noch nicht nachgewiesen.

Die Übertragung erfolgt bei den Masern vorzugsweise von Person zu Person, und zwar durch die schleimigen Sekrete der Augen und Nase, des Mundes und Kehlkopfes und wahrscheinlich namentlich durch Vermittlung feinster Tröpfchen beim Sprechen, Husten und Niesen. Durch die Abschilferungen der Oberhaut von Masernkranken und durch gesunde Personen aus der Umgebung von Masernkranken kann zweifellos ebenfalls eine Verschleppung der Krankheitserreger erfolgen. Die Hauptansteckungsgefahr besteht während der katarrhalischen Erscheinungen im Prodromalstadium der Krankheit, d. i. in den ersten 3—4 Tagen und im sogen. Blütestadium der Krankheit.

Die Dauer der Inkubationszeit beträgt gewöhnlich 9 bis 12 Tage.

Symptome und Verlauf. Die Krankheit beginnt mit Mattigkeit, Kopfschmerzen, Fieber, Schnupfen, Rötung und Tränen der Augen, Lichtscheu, Husten und Heiserkeit. Nach 2—3 Tagen zeigen sich unter zunehmenden Fieber rote Flecken am Gaumen, bald darauf ein Ausschlag auf der Haut in Form roter, stecknadelkopf- bis linsengroßer, isoliert stehender, etwas erhabener Flecken, die zuerst im Gesicht erscheinen und sich schließlich über den ganzen Körper ausbreiten, so daß die Haut granitartig gefleckt erscheint. Nach 4—5 tägigem Bestande blaßt der Ausschlag in derselben Reihenfolge wieder ab, es erfolgt meist rasche Entfieberung und Nachlassen der übrigen Erscheinungen, der Augenentzündung, des Schnupfens, des Rachenkatarrhs usw. Hierauf beginnt die kleien-

Die übertragbaren Krankheiten im besonderen.   79

förmige Abschilferung der Haut, die etwa 10—12 Tage dauert. Die Gesamtdauer der Krankheit beträgt etwa 4 Wochen.

Der normale, im allgemeinen gutartige Verlauf der Masern wird nicht selten in bedenklicher Weise durch Augenentzündung, Mittelohrentzündung, Lungenentzündung kompliziert, so daß längeres Siechtum oder gar der Tod herbeigeführt werden kann. Bei schwächlichen Kindern besteht noch die Gefahr, daß sich als Nachkrankheiten Skrofulose bezw. Tuberkulose entwickeln oder daß eine erhöhte Disposition für Keuchhusten zurückbleibt.

Das einmalige Überstehen der Masern gibt gewöhnlich einen Schutz fürs ganze Leben gegen diese Krankheit.

Die Prophylaxe besteht bei den Masern, wie bei fast allen ansteckenden Krankheiten, in erster Linie in der Isolierung des Kranken bezw. in der Fernhaltung der Gesunden von dem Kranken. Diese Praxis wird gerade bei den Masern vielfach nicht befolgt, da im allgemeinen die Disposition für die Krankheit und die Wahrscheinlichkeit, doch einmal daran zu erkranken, sehr groß ist. Deshalb machen viele Eltern das gewagte Experiment, mit dem zuerst an Masern erkrankten Kinde die jungen Geschwister gleich mit ins Bett zu stecken, um diese unvermeidliche Kinderkrankheit auf einmal abzumachen. Davor ist jedoch zu warnen, und zwar aus dem Grunde, weil die Masern, obwohl sie im allgemeinen eine gutartige Krankheit sind, doch gelegentlich einmal bösartig verlaufen und zu schweren, selbst tödlichen Komplikationen führen können. Dazu kommt noch die Erfahrungstatsache, die man bei fast allen Krankheiten des kindlichen Alters macht, nämlich daß die Kinderseuchen um so günstiger verlaufen, je älter und damit widerstandsfähiger die Kinder sind. Wenn es also gelingt, gerade die ganz jungen Kinder vor der Infektion zu schützen und in ein höheres Alter hineinzubringen, ehe sie der Ansteckung ausgesetzt sind, so wird man den Kindern einen größeren Schutz wenigstens vor lebensbedrohlicher Erkrankung bieten. Aus diesem Grunde soll man versuchen, die Isolierung bei Masern viel schärfer zu handhaben, als dies seither geschah.

Es kommt alles darauf an, daß der Ausschluß eines masernkranken Kindes vom Schulbesuche und die Isolierung rechtzeitig geschieht; deshalb dürfte es auch Aufgabe des Lehrers sein, Schüler schon bei den ersten auf Masern verdächtigen Erscheinungen, wie Schnupfen, Husten, Rötung und Sekretion, vom Schulbesuche fernzuhalten und ärztlich untersuchen zu lassen. Wartet man erst, wie dies meist noch geschieht, bis die schweren Störungen des Allgemeinbefindens auftreten, bis das Fieber und der Ausschlag den Schulbesuch ohnehin unmöglich machen, dann ist in den 3 Tagen der Prodromalerscheinungen der Krankheit bei der hohen Empfänglichkeit des Kindesalters für das Maserngift bereits eine große Zahl von Mitschülern infiziert worden.

Außer der direkten Ansteckung von Person zu Person kommt noch diejenige durch Gebrauchsgegenstände, Kleidungsstücke usf. in Betracht.

Für die Schule von größerer Bedeutung ist die Vermittlung der Infektion durch dritte Personen. In dieser Beziehung kommen hauptsächlich Lehrer und Schüler aus Behausungen in Betracht, in denen Masernfälle herrschen.

An Bekämpfungsmaßregeln sind für die Schulen die in dem Kapitel „Keuchhusten" aufgeführten Bestimmungen der Anweisung (s. S. 69) vorgeschrieben, worauf hiermit verwiesen wird.

Mit Bezug auf die Wiederzulassung der an Masern erkrankt gewesenen Personen zur Schule ist indes die Vorschrift des § 6 Abs. a in ihrem vollen Umfange zu beachten, welche besagt:

Die Wiederzulassung der erkrankt gewesen Personen zur Schule darf erfolgen, wenn entweder eine Weiterverbreitung der Krankheit durch sie nach ärztlicher Bescheinigung nicht mehr zu befürchten oder die für den Verlauf der Krankheit erfahrungsgemäß als Regel geltende Zeit abgelaufen ist. In der Regel dauern Pocken und Scharlach sechs, Masern und Röteln vier Wochen. Es ist darauf zu achten, daß die erkrankt gewesenen Personen vor ihrer Wiederzulassung gebadet und ihre Wäsche, Kleidung und persönlichen Gebrauchsgegenstände vorschriftsmäßig desinfiziert werden.

14. Milzbrand.

Der Milzbrand ist eine Infektionskrankheit, welche für die Schule kaum in Betracht kommt. Da sie jedoch in der preußischen „Anweisung" ebenfalls aufgeführt ist, sei sie der Vollständigkeit halber kurz berührt.

Der Milzbrand tritt überwiegend als übertragbare Tierkrankheit auf, welche vorzugsweise bei Schafen und Rindern, seltener bei Schweinen und Pferden vorkommt, aber auch auf den Menschen übertragbar ist.

Die übertragbaren Krankheiten im besonderen. 81

Die Krankheit wird durch den Milzbrandbazillus verursacht, der Dauerformen, sogen. Sporen bildet, welche außerordentlich widerstandsfähig sind.

Die Übertragung der Milzbrandbazillen auf den Menschen geschieht am häufigsten beim Verarbeiten von Fellen milzbrandgefallener Tiere, aber auch durch den Stich von Insekten.

Symptome und Verlauf der Krankheit:

Beim Menschen äußert sich die Krankheit meist in dem sogen. Milzbrandkarbunkel, einer umschriebenen, mit Blasenbildung und brandiger Zerstörung eingehenden heftigen Entzündung der Haut. Durch den Übertritt der Milzbrandbazillen aus dem ursprünglichen Herd in die Blutbahn kann unter hohem Fieber eine lebensgefährliche Allgemeinkrankheit herbeigeführt werden. Nach dem Genuß des Fleisches von Milzbrandtieren kann Darmmilzbrand entstehen, welcher sich in heftigem Erbrechen und blutigen Durchfällen äußert und meist den Tod zur Folge hat.

Hinsichtlich der Bekämpfung der Milzbrandkrankheit interessiert die Schule nur die Bestimmungen der „Anweisung", welche beim „Favus" (s. S. 62) aufgeführt sind, worauf hiermit verwiesen sei.

15. Mumps (Ziegenpeter)

ist eine ansteckende Erkrankung der Ohrspeicheldrüse.

Da die Krankheit vorzugsweise Kinder und jugendliche Personen befällt, gibt sie nicht selten Veranlassung zu Schulepidemien.

Der Erreger des Mumps ist nicht bekannt.

Die Inkubationsdauer schwankt zwischen 7 und 20 Tagen.

Die Krankheit selbst ist charakterisiert durch Anschwellung der Ohrspeicheldrüse. Die Gegend um die Ohrmuschel herum schwillt unter Fieber und ziehenden Schmerzen an. Anfänglich besteht nur Anschwellung der einen Ohrspeicheldrüse, meist tritt jedoch nach einigen Tagen auch eine Schwellung der Ohrspeicheldrüse der anderen Seite hinzu.

Nach 8—10 Tagen ist die Krankheit gewöhnlich abgelaufen.

Nicht selten beobachtet man bei älteren Knaben gleichzeitig auch eine Anschwellung eines Hodens, die jedoch ebenfalls nach einigen Tagen wieder zurückgeht.

Bei dem gutartigen Verlauf der Krankheit kann von strengeren Maßnahmen abgesehen werden.

An Schutzmaßregeln genügen für die Schule die in dem Kapitel „Keuchhusten" angeführten Bestimmungen der Anweisung (s. S. 69) in entsprechender Anwendung.

16. Die Pest (orientalische Beulenpest).

Die Pest ist eine der bösartigsten Seuchen, welche ihre Heimat außerhalb Europas, im Innern von Asien und Afrika hat.

Die Geschichte kennt verheerende Streifzüge der Pest. So hat sie im 14. Jahrhundert, als „schwarzer Tod" bezeichnet, ungeheure Opfer gefordert. Seit Anfang der neunziger Jahre des vorigen Jahrhunderts hat sie sich in China und namentlich in Ostindien erneut stark ausgebreitet. Durch den regen Welthandel, der die europäische Häfen mit pestverseuchten Städten und Ländern verbindet — in erster Linie kommen hier Indien, Südamerika und Ägypten in Betracht —, besteht jederzeit die Gefahr der Einschleppung dieser Geißel der Menschheit, und so sehen wir auch in dem letzten Dezennium in verschiedenen bedeutenderen Hafenstädten des Erdballs Pestfälle auftreten. Es besteht daher auch für uns die Pflicht, die Wanderzüge des Feindes mit wachsamem Auge zu verfolgen und sich gegen sein Eindringen gewappnet zu halten.

Als Erreger der Pest ist ein in seinen Lebensbedingungen genau erforschter Bazillus, der Pestbazillus, anzusehen.

Die Inkubationszeit beträgt 3—10 Tage.

Symptome und Verlauf der Krankheit:

Die Pest ist gekennzeichnet durch hohes Fieber, Benommenheit des Bewußtseins und schmerzhafte Anschwellung der Lymphdrüsen und des umgebenden Gewebes (Drüsenpest). Es werden am häufigsten betroffen die Drüsen der Schenkelbeuge, dann die Achseldrüsen, die Halslymphdrüsen, die Nackendrüsen usw. Die geschwollenen Drüsen nehmen die Form roter Beulen an, vereitern, brechen auf und werden brandig. Die Drüsenpest verläuft meist in wenigen Tagen tödlich.

Weniger häufig tritt sie in der Form der Lungenpest auf, welche die Erscheinungen einer schweren Lungenentzündung darbietet und fast ausnahmslos zum Tode führt.

Bei der Drüsenpest kommt die Ansteckung dadurch zustande, daß der Pestkeim in verletzte Hautstellen, oft unbedeutende Kratzwunden, Hautrisse und Hautabschürfungen u. dergl. eindringt; oft ist die Eintrittspforte gar nicht nachweisbar.

Die übertragbaren Krankheiten im besonderen.

Bei der Lungenpest erfolgt die Ansteckung dadurch, daß die Pesterreger durch den Mund und Nase in die Lungen gelangen.

Die Übertragung der Pest geschieht am leichtesten durch den direkten Verkehr mit Pestkranken. Besonders gefährlich für seine Umgebung ist der Lungenpestkranke, da er beim Husten und Sprechen feuchte Tröpfchen verspritzt und mit diesen Pestkeime verbreitet. Nächstdem kann die Seuche durch Kleidungsstücke, Leib- und Bettwäsche, Betten usw. von Pestkranken verschleppt werden.

Eine besondere Bedeutung für die Verbreitung der Krankheit von Ort zu Ort und Haus zu Haus haben die Ratten, die für den Pestkeim hochempfänglich sind. Ein auffälliges Sterben von Ratten, namentlich auf Schiffen, legt den Verdacht nahe, daß die Pest unter diesen Nagetieren herrscht. Neueren Forschungen zufolge kann auch durch Flöhe pestinfizierter Ratten die Seuche übertragen werden.

Sehr gefördert wird die Ausbreitung der Pest durch Unreinlichkeit, dichtes Zusammenwohnen in dunklen und schmutzigen Wohnungen, wo also auch die Ratten leicht Nahrung und Unterschlupf finden. In dieser Hinsicht kommen die vielfachen hygienischen Mißstände des Orients, des Heimatlandes der Pest, der Ausbreitung der Seuche sehr zu statten.

Zum Schutz gegen die Einschleppung der Seuche von bedrohten Staaten her sind von den Mächten durch die Pariser Sanitätskonvention im Jahre 1903 internationale Maßnahmen vereinbart worden, auf die hier nicht näher eingegangen werden soll. Der Schwerpunkt der Pestbekämpfung liegt jedoch vor allem in den innerstaatlichen Maßregeln, die beim Auftreten der ,ersten Pestfälle einzusetzen haben.

Als wichtiges prophylaktisches Mittel ist auch hier wieder die Absonderung in Hospitälern zu nennen, und zwar hat sich dieselbe nicht nur auf die Pestkranken, sondern auch auf die krankheits- und ansteckungsverdächtigen Personen zu erstrecken. Damit hat die Desinfektion der Ausscheidungen, der Kleider, Wäsche und Gebrauchsgegenstände und der verseuchten Wohnungen der Kranken Hand in Hand zu gehen. Ferner ist als sehr wichtige Vorbeugungsmaßregel die systematische Vertilgung der Ratten in dem bedrohten Bezirk ins Werk zu setzen.

Die wichtigste Aufgabe der Schule liegt in der Überwachung des Gesundheitszustandes der Schüler, in einer sorgfältigen Reinhaltung des Schulgebäudes und Schulgrundstückes und in einer

Beruhigung der Bevölkerung durch entsprechende Belehrung und in einer tatkräftigen Unterstützung der Behörden in der Durchführung der von ihnen angeordneten Maßnahmen.

Im besonderen kommen für die preußischen Schulen noch die Bestimmungen der „Anweisung" in Betracht, die sich mit denjenigen für die Cholera (s. S. 51 u. f.) decken, worauf noch verwiesen sei.

17. Pocken (Blattern).

Die Pocken- oder Blatternkrankheit ist eine Infektionskrankheit, welche unter charakteristischen Erscheinungen der Haut und der Schleimhäute verläuft.

Als ihre Heimat gilt Asien. Aus diesem Erdteil ist sie wahrscheinlich von heimkehrenden römischen Kriegsheeren gegen Ende des 2. Jahrhunderts nach Christus eingeschleppt worden. Seit jener Zeit hat die Seuche ohne Unterbrechung in Europa gehaust. Welch beispiellose Verheerungen die Pocken Ende des 18. Jahrhunderts anrichteten, geht daraus hervor, daß in Deutschland allein jährlich ca. 70000 Menschen, in ganz Europa durchschnittlich jährlich 450000 Menschen der Krankheit erlagen.

Noch im 19. Jahrhundert traten die Pocken in Europa in schweren Epidemien auf und verschwinden erst in Deutschland als epidemisch auftretende Krankheit mit der Einführung des Reichs-Impfgesetzes vom 8. April 1874.

Symptome und Verlauf der Krankheit (aus der gemeinverständlichen Belehrung über die Pocken der Anweisungen des Bundesrats zur Bekämpfung der Pocken vom 28. Januar 1904):

„Die Erkrankung an den Pocken beginnt etwa zwei Wochen nach Aufnahme des Ansteckungsstoffes mit meist hohem Fieber, welches in der Regel mit einem Schüttelfrost eingeleitet wird. Der Kranke klagt über heftige Kopfschmerzen, ein Gefühl von Abgeschlagenheit in den Gliedern und Neigung zu Ohnmachten. Erbrechen wird selten vermißt. Dazu gesellen sich häufig Kreuz- und Rückenschmerzen. In manchen Fällen zeigen sich bald auch masern- oder scharlachartige Flecke am Unterleib und den Oberschenkeln. Gelegentlich kommt es auch zu starken Blutungen (Nasenbluten). Treten diese Erscheinungen nach Umständen auf, welche eine Pockenansteckung befürchten lassen, so kann jetzt schon der Verdacht auf eine Pockenerkrankung ausgesprochen werden und ist demgemäß Anzeige an die Polizeibehörde zu erstatten.

Die übertragbaren Krankheiten im besonderen.   85

Am vierten Krankheitstage kommt unter Fiebernachlaß der eigentliche Pockenausschlag zum Vorschein. Es bilden sich rote Knötchen, die zuerst im Gesicht, dann am Rumpfe, später an den übrigen Körperteilen auftreten. Aus den Knötchen entwickeln sich allmählich Bläschen, welche sich mehr und mehr erheben, die Haut schwillt an und erregt spannende, brennende Schmerzen. Unter Umwandlung des Inhalts der Bläschen in Eiter bilden sich Pusteln. Falls diese Pusteln dicht stehen, kann der Kranke durch die Anschwellung des Gesichts, das dann wie mit einer eitrigen Maske überzogen erscheint, vollkommen unkenntlich werden; die Augen bleiben tagelang geschlossen.

Auch die inneren Teile werden befallen; durch die Entwicklung von Pockenpusteln im Rachen und in der Luftröhre wird das Schlucken und die Atmung erschwert. Die Kranken verbreiten einen unangenehmen Geruch, der von Schweiß und Eiter herrührt. In diesem gefährlichsten Zeitraume steigt das Fieber von neuem. Nicht selten verfallen die Kranken in tobsüchtige Unruhe, so daß sie, falls sie nicht sorgsam überwacht werden, leicht gewaltsame Handlungen und Fluchtversuche machen.

Aus den Pockenpusteln entwickeln sich braune Krusten, die sich langsam unter Hinterlassung der bekannten Pockennarben abstoßen. Nicht selten wird auch die Hornhaut des Auges Sitz von Pockenpusteln, was zur Erblindung führen kann. Manchmal treten auch Erkrankungen innerer Teile, beispielsweise der Lungen, auf und verschlimmern den Krankheitsverlauf. Greift die Erkrankung auf das Gehörorgan über, so ist dauernde Schwerhörigkeit oder sogar Taubheit zu befürchten.

In einer Reihe von Fällen nehmen die Pocken trotz schwerer Anfangserscheinungen nicht den schweren Verlauf, sondern eine milde Form an, wobei nur wenige kleine Bläschen an den verschiedenen Körperteilen, besonders im Gesicht zum Vorschein kommen."

Die Pocken werden mit Recht zu den gefürchtetsten Infektionskrankheiten gerechnet. Nicht selten raffen sie mehr als die Hälfte der Kranken hin oder bringen den dem Tode Entronnenen Siechtum und Gebrechen.

Der Krankheitsstoff ist hauptsächlich in dem Inhalte der Bläschen und Pusteln, aber auch im Auswurf und Nasenausfluß der Kranken enthalten. Da der Erreger sehr widerstandsfähig auch gegen Austrocknung ist, hat er für die Übertragung sehr günstige

Bedingungen. Es kommen daher nicht nur durch direkte Berührung mit dem Kranken, bezw. durch die Krankenzimmerluft leicht Ansteckungen zustande, sondern auch durch alle von dem Kranken benutzten Gebrauchsgegenstände, wie Wäsche, Kleider u. dergl. werden den Krankheitsstoff weithin verbreiten können. Das gleiche gilt von den Personen aus der Umgebung des Kranken. Auch von Pockenleichen kann noch eine Ansteckung leicht erfolgen.

Die prophylaktischen Maßnahmen haben sich nach dem Reichsseuchengesetz auf strenge Absonderung des Kranken, womöglich in einem Krankenhause, auf Pflege durch geschulte und schutzgeimpfte Wärter und auf eine gründliche Desinfektion während und nach der Krankheit zu erstrecken.

Die beste Schutzmaßregel gegen die Weiterverbreitung der Krankheit bietet jedoch die Schutzpockenimpfung.

Gegen Ende des 18. Jahrhunderts erhielt die Welt in der Schutzpockenimpfung ein Mittel, welches die gefürchteten Pocken ihrer Schrecken völlig entkleidete. Im Jahre 1796 lieferte der englische Arzt Eduard Jenner in der Grafschaft Gloucester, den Erfahrungen seiner Landsleute nachforschend, den bestimmten Beweis, daß eine Impfung mit dem Inhalte der an dem Euter der Kühe zuweilen vorkommenden pockenähnlichen Pusteln, der sogen. Kuhpocken, einen Schutz vor der Erkrankung an echten Pocken verleiht. Seine Beobachtungen wurden bald bestätigt, doch zeigte sich später, daß die Schutzkraft der Impfung allmählich erlischt und erst die Wiederholung der Impfung (Revaccination) dauernden Schutz verleiht.

In der Folge erkannte man weiter, daß nur von der Einführung eines allgemeinen Impfzwanges eine sichere Verhütung der Ausbreitung der Seuche zu erwarten war.

In einzelnen Staaten (z. B. Deutschland, Norwegen, Schweden) besteht gesetzlicher Impfzwang; in anderen (Österreich, Belgien) wird der Impfzwang insofern indirekt ausgeübt, als die Kinder bei ihrer Aufnahme in die Schule den Nachweis der überstandenen Impfung erbringen müssen, bezw. nachgeimpft werden.

Durch das im Deutschen Reich 1874 eingeführte Reichsimpfgesetz ist bestimmt, daß jedes Kind vor Ablauf des Kalenderjahres, welches auf das Geburtsjahr folgt, zum ersten Male, und jeder Zögling einer Lehranstalt innerhalb des Jahres, während dessen er sein zwölftes Lebensjahr zurücklegt, zum zweiten Male geimpft (revacciniert) werden soll, sofern nicht durch eine vorausgegangene

Blatternerkrankung bereits Schutz vor einer Wiederkehr der Blattern erlangt ist.

Ferner sind nach dem Reichsimpfgesetz die Schulvorsteher unter Strafandrohung verpflichtet, bei der Aufnahme von Schülern durch Einfordern der vorgeschriebenen Bescheinigungen festzustellen, ob die gesetzliche Impfung erfolgt ist. Außerdem haben sie dafür zu sorgen, daß Schüler, welche während des Besuchs der Anstalt impfpflichtig werden, dieser Verpflichtung genügen. Ist eine Impfung ohne gesetzlichen Grund unterblieben, so haben sie auf deren Nachholung zu dringen. Endlich sind sie verpflichtet, vier Wochen vor Schluß des Schuljahres der zuständigen Behörde ein Verzeichnis derjenigen Schüler vorzulegen, für welche der Nachweis der Impfung nicht gebracht ist.

Mit Rücksicht auf die von impfgegnerischer Seite gegen das Reichsimpfgesetz gemachten Einwände, welche der Lehrer gelegentlich hört, sei die Frage kurz gestreift: Ist der Impfzwang überhaupt gerechtfertigt? Diese Frage wird nur dann bejaht werden können, wenn der Schutz gegen die Pocken unzweifelhaft feststeht und wenn zweitens keine Gesundheitsschädigung durch die Impfung hervorgerufen wird.

Unter den zahlreichen Nachweisen, aus denen zahlenmäßig die Schutzkraft der Impfung erhellt, sei nur folgender aufgeführt: Während des deutsch-französischen Krieges starben von den Soldaten der nicht schutzgeimpften französischen Armee 23469 Mann an Pocken, während von den deutschen Soldaten nur 261 Mann den Pocken erlagen. Von diesen 261 Soldaten, welche an den Pocken starben, stammte aber der größte Teil aus entlegenen Gegenden und war nicht geimpft.

Auf der anderen Seite sind schwere oder unvermeidliche Gesundheitsstörungen mit der Schutzpockenimpfung nicht verbunden. Früher sind allerdings Schädigungen durch Wundinfektionskrankheiten gelegentlich beobachtet worden. Die Vorschriften des neuen Reichsimpfgesetzes gewähren indes vollkommene Sicherheit gegen diese Gefahren. Seitdem man das früher übliche Verfahren von menschlichen Impfbläschen weiterzuimpfen (d. h. humanisierte Lymphe zu verwenden) aufgegeben hat und wohl überall in Deutschland jetzt nur den Inhalt der bei Kälbern durch Impfung erzeugten Kuhpocken selbst (Tierlymphe, animale Lymphe) als Impfstoff benutzt, ist die Gefahr der Übertragung etwaiger Krankheiten des Stammimpflings, insbesondere der Syphilis, ausgeschaltet. Der etwaigen, übrigens wissenschaftlich nicht begründeten Übertragung der Tuberkulose wird dadurch sicher vorgebeugt, daß die zur Produktion von Impfstoff benutzten Kälber vor der Abgabe der Lymphe geschlachtet und auf ihren Gesundheitszustand genau untersucht werden. Die strenge Überwachung der Lymphgewinnung und der dafür eingerichteten, meist staatlichen Anstalten bürgt dafür, daß wirklich nur Impfstoff von ganz gesunden Tieren zur Verwendung gelangt.

Fragt man sich daher nach den Ursachen der Gegnerschaft gegen die segensreiche Einrichtung des Impfzwanges, so wird man sie in der Unwissenheit, in der unbegründeten Furcht vor Krankmachung, in einem selbstgefälligen Oppositionsgeiste und in einer namentlich von Naturheilkundigen geschürten Feindseligkeit gegen die Ärzte und ihre Wissenschaft suchen müssen.

Der Lehrer wird sich ein Verdienst um die Volksaufklärung erwerben, wenn er etwa ihm hinsichtlich der Impfung begegnende Vorurteile unter Hinweis auf obige Ausführungen zerstreut.

An speziellen Schutzmaßregeln für die Schule finden die in dem Kapitel Cholera aufgeführten Bestimmungen der „Anweisung" entsprechende Anwendung.

Hinsichtlich der Wiederzulassung an Pocken erkrankt gewesener Personen zur Schule ist indes die Vorschrift des § 6 Abs. a der „Anweisung" in ihrem vollen Umfange zu berücksichtigen, welche besagt:

„Die Wiederzulassung der erkrankt gewesenen Personen zur Schule darf erfolgen, wenn entweder eine Weiterverbreitung der Krankheit durch sie nach ärztlicher Bescheinigung nicht mehr zu befürchten, oder die für den Verlauf der Krankheit erfahrungsgemäß als Regel geltende Zeit abgelaufen ist. In der Regel dauern Pocken und Scharlach sechs, Masern und Röteln vier Wochen. Es ist darauf zu achten, daß die erkrankt gewesenen Personen vor ihrer Wiederzulassung gebadet, und ihre Wäsche, Kleidung und persönlichen Gebrauchsgegenstände vorschriftsmäßig desinfiziert werden."

Außerdem ist noch der § 11 der Anweisung zu berücksichtigen, welcher lautet:

„Kommt in einer Schule oder anderen Unterrichtsanstalt eine Erkrankung an Pocken vor, so ist allen Personen, welche in der Anstalt mit dem Erkrankten in Berührung gekommen sind, soweit sie nicht die Pocken überstanden haben oder innerhalb der letzten

Die übertragbaren Krankheiten im besonderen. 89

fünf Jahre mit Erfolg geimpft worden sind, dringend anzuraten, sich unverzüglich der Schutzpockenimpfung zu unterziehen."

18. Röteln.

Die Röteln sind eine den Masern ähnliche, von diesen jedoch spezifisch verschiedene Infektionskrankheit. Im einzelnen Fall kann es oft sehr schwierig sein, zu unterscheiden, ob es sich um Röteln oder um einen leichten Masernfall handelt; die Entscheidung kann deshalb nur vom Arzte getroffen werden.

Der Krankheitserreger ist ebenso unbekannt wie derjenige der Masern und des Scharlachs.

Nach ca. 2—3 wöchentlicher Inkubation beginnt die Krankheit mit dem Ausbruche eines Ausschlages, der entschiedene Ähnlichkeit mit dem Masernausschlage hat, jedoch kleinfleckiger ist. Der Ausschlag verbreitet sich über Gesicht, Rumpf und Glieder und blaßt nach 2—4 Tagen ab. Eine deutliche Abschuppung findet nicht statt. Andere Krankheitserscheinungen, wie Fieber, Katarrhe der Nase, des Rachens und Kehlkopfs und der Augenbindehäute, treten kaum hervor. Nicht selten schwellen die Hals- und Nackenlymphdrüsen etwas an. Ernstere Komplikationen werden fast nie beobachtet. Ein Überstehen der Röteln schützt in der Regel gegen ein nochmaliges Befallenwerden.

Die Krankheit wird ähnlich wie bei Masern und Scharlach sowohl von Person zu Person wie durch Sachen, Kleidungsstücke, Bettzeug usw. übertragen. Bei dem milden Verlaufe der Krankheit sind drakonische Schutzmaßregeln nicht angezeigt; man wird die Kranken auf die Dauer der Krankheit vom Schulbesuche ausschließen, im übrigen höchstens die bei Masern zulässigen Abwehrmaßregeln ergreifen (s. S. 80).

19. Rotz.

Auch diese Infektionskrankheit spielt für die Schule kaum eine Rolle und ist hier nur kurz behandelt, da sie ebenfalls in der preußischen ministeriellen Anweisung enthalten ist.

Der Rotz ist eine ansteckende Tierkrankheit, welche bei Pferden und anderen Einhufern vorkommt und durch deren Nasenfluß, die Absonderungen ihrer Hautgeschwüre, durch Blut und durch ihre sonstigen Ausscheidungen auf den Menschen übertragen werden kann.

Spezieller Teil.

Die Erkrankung wird durch den Rotzbazillus verursacht, welcher in den Absonderungen der erkrankten Tiere oder Menschen enthalten ist.

Symptome und Verlauf. An der Eingangspforte der Rotzbazillen bilden sich Geschwüre sowie Entzündungen der benachbarten Lymphdrüsen und Lymphgefäße. Es kommt zu Fieber, Glieder- und Gelenkschmerzen, pustelartigen Hautausschlägen und zur Entstehung tiefer liegender Knoten, welche eitrig zerfallen. Auch in der Nase bilden sich häufig Knoten und Geschwüre aus, die schleimigen, eitrigen und blutigen Ausfluß aus der Nase zur Folge haben. Die Krankheit führt fast ausnahmslos bald in kurzer Zeit, bald nach längerer, über Monate oder gar Jahre sich erstreckender Dauer zum Tode.

An Schutzmaßregeln kommen für die Schule nur die im Kapitel „Keuchhusten" aufgeführten Bestimmungen der „Anweisung" (s. S. 69) in Betracht. Indes ist die Schließung von Schulen oder einzelner Schulklassen beim epidemischen Auftreten bestimmter Krankheiten (§ 15 der „Anweisung") für Rotz, da wohl kaum vorkommend, in diesem Paragraph der „Anweisung" nicht besonders erwähnt.

20. Rückfallfieber (febris recurrens),

auch Rückfalltyphus genannt, ist eine von dem Fleckfieber und dem Unterleibstyphus durchaus verschiedene, wenn auch nicht häufige, übertragbare Krankheit. In Rußland und Polen ist sie dauernd heimisch.

Das Rückfallfieber entsteht unter der Einwirkung eines schon seit längere Zeit bekannten Krankheitskeimes von spiralförmiger Gestalt (Spirochaeta Obermeieri).

Nach einer Inkubationszeit von 5—8 Tagen beginnt das Fieber fast stets mit einem Schüttelfrost, während dessen die Körperwärme stark ansteigt. Nach 5—6 Tagen fällt die Temperatur zur Norm und es tritt völliges Wohlbefinden ein, bis abermals nach 5—8 Tagen ein neuer Fieberanfall eintritt. Gewöhnlich wiederholen sich diese periodischen Fieberanfälle einige Male und werden von fieberfreien Intervallen von etwa gleicher Dauer abgelöst. Die Mehrzahl der Fälle von Rückfallfieber führt zur Genesung. Unter den in Deutschland beobachteten Fällen wurde eine Sterblichkeit von 2—5 % verzeichnet.

Die übertragbaren Krankheiten im besonderen. 91

Die Übertragung des Rückfallfiebers ist noch nicht genügend aufgeklärt. Es ist aber wahrscheinlich, daß sie in ähnlicher Weise wie beim Fleckfieber erfolgt, und zwar hauptsächlich durch Ungeziefer (Flöhe, Wanzen, Läuse u. dergl.). Dazu stimmt auch die Art der Verbreitung der Krankheit. Es werden nämlich vorzugsweise Leute davon befallen, welche in überfüllten und schmutzigen Quartieren wohnen. Die Hauptkrankheitsherde bilden demnach Herbergen und Asyle, in denen vagabundierendes Volk zusammenkommt.

Die Vorbeugungsmaßregeln entsprechen demnach im allgemeinen denjenigen für das Fleckfieber.

Für die Schule kommen indes nur die Bestimmungen der „Anweisung" in Betracht, die in dem Kapitel „Cholera (s. S. 51 u. f.) aufgezählt und der in Rede stehenden Krankheit entsprechend zu handhaben sind.

21. Ruhr (übertragbare, Dysenterie).

Die Ruhr (übertragbare Ruhr, Dysenterie) ist eine Infektionskrankheit, welche in der Regel vereinzelt, nicht selten aber, namentlich im Hochsommer (Juli und August), auch in epidemischer Verbreitung auftritt.

Die Ruhr ist seit der Mitte des vorigen Jahrhunderts in Deutschland ganz erheblich zurückgegangen und hat auch in den letzten Jahren noch eine weitere Abnahme erfahren.

Für Preußen erkennt man den Rückgang der Ruhr deutlich aus der Zahl der Sterbefälle an dieser Krankheit in dem Zeitraume von 1898—1908. Es starben an Ruhr:

im Jahre	Personen überhaupt	auf 10 000 Lebende
1898	848	0,26
1899	1206	0,37
1900	718	0,21
1901	895	0,26
1902	250	0,07
1903	330	0,09
1904	275	0,08
1905	282	0,08
1906	199	0,05
1907	135	0,04
1908	134	0,03

Leider sind in den Berichten über das Gesundheitswesen des preußischen Staates keine Angaben über die Beteiligung der einzelnen Altersklassen an der Ruhr für die Monarchie enthalten. Es ist jedoch bekannt, daß in erster Linie schwächliche und schlecht genährte Menschen, Kinder, Greise usw. erkranken. Es beansprucht daher die Ruhr auch für die Schule ein gewisses Interesse. Es handelt sich bei der Ruhr um keine ihrer Entstehungsursache nach einheitliche Krankheit. In unseren Gegenden wird die Ruhr durch Bazillen, von denen man 2 Typen unterscheidet, übertragen (Bazillenruhr); in tropischen Ländern wird die Ruhr hauptsächlich durch Dysenterieamöben (Protozoen) hervorgerufen (Amöbenruhr).

Die bei uns einheimische bazilläre Ruhr hat eine nur wenige Tage (bis etwa 8 Tage) betragende Inkubationszeit. Zuweilen gehen dem Ausbruch der Krankheit uncharakteristische Verdauungsstörungen voraus.

Symptome und Verlauf der Krankheit (aus der gemeinverständlichen Belehrung über Ruhr der ministeriellen Sonderanweisung vom 30. August 1906):

„Die Krankheit setzt meist plötzlich ein und beginnt mit heftigen Leibschmerzen, Durchfällen und quälendem Drang zur Stuhlentleerung. Die Leibschmerzen haben in der Regel an beiden Seiten des Leibes, in der Herzgrube und in der Magengegend ihren Sitz und steigern sich zuweilen zu heftigen Koliken. Die Stuhlentleerungen sind dünn, anfangs wässerig, werden sehr bald schleimig, wie gequollene Sagokörner oder Froschlaich, und bluthaltig. Bei reichlichem Blutgehalt sehen sie dunkelrot aus (rote Ruhr), zuweilen sind sie nur blutig gestreift. In späterer Zeit mischt sich Eiter statt des Blutes dem Schleim bei. Die Zahl der Stuhlentleerungen kann 20—30 und mehr an einem Tage erreichen. Die Menge jeder einzelnen Entleerung ist außerordentlich gering. Sehr quälend und schmerzhaft ist der fast ununterbrochene Stuhldrang, von welchem die Kranken sehr angegriffen zu werden pflegen.

Bei sorgfältiger Pflege und Behandlung lassen die quälenden Erscheinungen in der Regel in 7—10 Tagen allmählich nach; es stellt sich Besserung ein. In ernsteren Fällen steigern sich die Durchfälle und der Stuhldrang. Die Kranken werden matt und blaß und infolge der erheblichen Blutverluste blutarm. Der Leib treibt auf, die Zunge wird dick belegt, zuweilen tritt infolge von Erschöpfung der Tod ein. In anderen Fällen zieht sich die Krankheit

Die übertragbaren Krankheiten im besonderen. 93

in die Länge; der Kranke erholt sich zwar, behält aber Neigung zu Durchfällen und Stuhldrang und bekommt von Zeit zu Zeit Rückfälle."

Die Verbreitung der Ruhrerreger erfolgt im wesentlichen auf dieselbe Weise wie beim Typhus, weshalb auf die diesbezüglichen Ausführungen bei dieser Krankheit verwiesen werden kann. Es ist nur ergänzend bemerkt, daß bei der Ruhr die Kontaktinfektionen noch eine größere Rolle spielen wie beim Typhus, und daß Wasserepidemien bei der Ruhr seltener beobachtet werden als beim Typhus.

Für die Bekämpfung der Ruhr von seiten der Schule kommen dieselben Grundsätze in Frage, welche bei der Besprechung des Typhus erörtert sind.

Die von der „Anweisung" seitens der Schule geforderten Maßnahmen bei der Ruhr sind aus den in dem Kapitel „Diphtherie" aufgezählten Bestimmungen (S. 58 u. f.) ersichtlich, welche in sinngemäßer Weise auch für die übertragbare Ruhr gelten.

Nur fallen natürlich hier die §§ 7 und 8 der „Anweisung" in Wegfall.

22. Scharlach (Scharlachfieber).

Der Scharlach (Scharlachfieber) ist eine seit Jahrhunderten allgemein verbreitete, fieberhafte Ausschlagkrankheit, welche ausgesprochen ansteckend ist, in allen Lebensaltern, besonders aber im Kindesalter, auftritt.

Der Scharlach tritt teils in sporadischen Fällen, teils in Epidemien auf. Auch beim Scharlach ist eine gewisse Periodizität des Auftretens unverkennbar. Die Mortalität schwankt in den verschiedenen Epidemien ganz erheblich; sie kann 3—30 % betragen.

In Preußen starben in den letzten 5 Jahren durchschnittlich 8—10 000 Personen an Scharlach oder 2,1—2,8 auf je 10000 Lebende.

Die Sterblichkeit ist zwar am größten bis zum 5. Lebensjahre, jedoch starben beispielsweise im letzten Berichtsjahre 1908 in Preußen im schulpflichtigen Alter (5.—15. Lebensjahr) 3189 Kinder an Scharlach; davon allein im Alter von 5—10 Jahren 2551 Kinder.

Der Erreger des Scharlachs ist bis jetzt noch nicht bekannt.

Die Krankheit kommt in der Regel 4—8 Tage (Inkubationszeit) nach Aufnahme des Krankheitsstoffes zum Ausbruch; während dieser Zeit fehlen Krankheitserscheinungen fast stets.

Spezieller Teil.

Symptome und Verlauf der Krankheit (aus der gemeinverständlichen Belehrung über Scharlach der ministeriellen Sonderanweisung vom 30. August 1906):

„Die Krankheit beginnt in der Regel mit einem heftigen Schüttelfrost oder öfterem Frösteln, mit ein- oder zweimaligem Erbrechen, sowie mit Halsbeschwerden. Unter starker Zunahme der Körperwärme, welche bald 40—41° C. erreicht, bildet sich meistens in den ersten 24 Stunden ein dunkelroter Hautausschlag aus, welcher zuerst an der Innenseite der Oberschenkel, dann am Gesicht und Hals entsteht, sehr bald den ganzen Körper überzieht, aber meist die Umgebung der Nase freiläßt. Die Schleimhaut des Rachens rötet sich, es entsteht eine Entzündung des Rachens und bisweilen ein grauweißer Belag auf den Mandeln, die Halsdrüsen schwellen an, die Zunge wird dick belegt. In der Mehrzahl der gutartigen Fälle reinigt sich die Zunge nach einigen Tagen und nimmt oft ein eigentümlich himbeerartiges Aussehen an, das Fieber nimmt langsam ab und erreicht schon am siebenten bis achten Tage die normale Körperwärme, während der Hautausschlag bereits am fünften oder sechsten Tage zu verschwinden pflegt. Der Kranke erholt sich dann allmählich, und nach einiger Zeit, meist in der dritten oder zu Anfang der vierten Krankheitswoche, tritt eine ausgedehnte Abschuppung der Haut ein, infolge deren die Haut an den Händen und Füßen in großen Fetzen abgezogen werden kann.

In schwereren Fällen kommt es zu stärkeren Störungen an den Halsorganen und zu einer diphtherieartigen Bräune, welche sich nicht auf die Mandeln beschränkt, sondern auf die Umgebung derselben übergreift. Der Hals schwillt mächtig an und es kommt zur Vereiterung der Halsdrüsen. In anderen Fällen greift die Entzündung auf die Ohren über. Nicht selten tritt Herzschwäche ein. In anderen Fällen kommt es zu Störungen der Nieren, welche sich dadurch kennzeichnen, daß das Gesicht und die Füße anschwellen und der Harn spärlich und bluthaltig wird.

Neben diesen schweren Fällen gibt es auffällig leicht verlaufende, bei denen das Fieber gering, der Hautausschlag nur kaum oder vorübergehend erkennbar, und das Allgemeinbefinden wenig gestört ist. Häufig wird die Krankheit als solche erst erkannt, wenn die Abschuppung der Haut oder die bei Scharlach so häufige Nierenentzündung eintritt, die sich durch eine auffällige Abnahme des Harns und eine teigige Anschwellung der Haut an den Füßen, Händen und

Die übertragbaren Krankheiten im besonderen.

Augenlidern verrät. Nicht selten schließt sich auch an leichtere Scharlacherkrankungen eine Entzündung des Mittelohres an, welche, wenn sie nicht rechtzeitig beobachtet und in die Behandlung des Arztes gebracht wird, zu einer Durchlöcherung der Trommelfelle und zu langwierigen Ohreiterungen führen kann."

Ein Überstehen des Scharlachs schützt in der Regel gegen ein nochmaliges Befallenwerden von der Krankheit.

Wenn auch der Erreger des Scharlachs nicht sichergestellt ist, so ist doch bekannt, daß das Kontagium von großer Zähigkeit ist, in dem Nasenschleim und dem Auswurfe und in den abschilfernden Oberhautschuppen haftet. Die Krankheit ist nicht erst, wie vielfach angenommen wird, zur Zeit der Abschuppung, sondern vom Beginn der Erkrankung ab schon ansteckend.

Die Übertragung der Krankheit kommt hauptsächlich durch Berührung mit den Absonderungen der Kranken (Nasen- und Rachenschleim), ihrer Wäsche, Kleider und Gebrauchsgegenstände u. dergl. zustande. Durch letztere kann bei der großen Lebensdauer des Kontagiums noch Monate nach der Genesung des Kranken eine Übertragung der Krankheit stattfinden, vorausgesetzt natürlich, daß eine wirksame Wohnungsdesinfektion nicht vorgenommen wurde. Ferner kommt noch eine Übertragung des Kantagiums durch Einatmung feinster verspritzter Sekrettröpfchen und durch Staub, welcher abgeschilferte Oberhautschuppen enthält, in Betracht.

In England ist die Verbreitung des Infektionskeimes durch Milch wiederholt beobachtet.

Die anzuwendenden Schutzmaßregeln sind im wesentlichen dieselben, die schon bei Besprechung der Diphtherie aufgeführt sind.

Es sei hier nur betont, daß bei der großen Flüchtigkeit und Zähigkeit des Scharlachkontagiums die Absonderung des Kranken besonders strenge, am besten in einem Krankenhause, durchzuführen ist. Desgleichen sind die Desinfektionsvorschriften peinlichst zu beachten.

Die seitens der Schule durchzuführenden Bestimmungen der „Anweisung" sind in dem Kapitel „Diphtherie" (f. S. 58 u. f.) aufgezählt und gelten in analoger Weise für den Scharlach.

Mit Bezug auf die Wiederzulassung der an Scharlach erkrankt gewesenen Personen ist indes die Vorschrift des § 6 Abs. a in ihrem vollen Umfange zu beachten, welche besagt:

Die Wiederzulassung der erkrankt gewesenen Personen zur Schule darf erfolgen, wenn entweder eine Wiederverbreitung der

Krankheit durch sie nach ärztlicher Bescheinigung nicht mehr zu befürchten, oder die für den Verlauf der Krankheit erfahrungsgemäß als Regel geltende Zeit abgelaufen ist. In der Regel dauern Pocken und Scharlach sechs, Masern und Röteln vier Wochen. Es ist darauf zu achten, daß die erkrankt gewesenen Personen vor ihrer Wiederzulassung gebadet, und ihre Wäsche, Kleidung und persönlichen Gebrauchsgegenstände vorschriftsmäßig gereinigt und desinfiziert sind.

Ferner ist noch zu bemerken, daß die Bestimmungen der „Anweisung" über die Anwendung von Heilserum bei der Diphtherie für den Scharlach keine Geltung haben. Es gibt zwar auch ein Serum gegen Scharlach, jedoch ist seine heilende und noch vielmehr seine schützende Wirkung fraglich, weshalb Heilserumeinspritzungen vorläufig nur bei der Diphtherie als vorbeugende Maßregel von Bedeutung sind.

23. Tollwut (Wasserscheu, Lyssa).

Die Tollwut oder Hundswut ist eine weitverbreitete übertragbare Krankheit, welche am häufigsten bei Hunden beobachtet wird; es werden aber auch Katzen und Wölfe, außerdem Rinder, Schafe, Pferde, Schweine, Ziegen, ja selbst Vögel von Lyssa befallen.

Der noch unbekannte Ansteckungsstoff ist in dem Speichel der kranken Tiere enthalten und wird mit diesem durch Biß auch auf den Menschen übertragen.

Hunde und andere Tiere werden entweder von stiller oder meistens rasender Wut befallen. Ist ein Hund von einem tollen Hund gebissen worden, so vergehen durchschnittlich 3—6 Wochen, bevor die Krankheit ausbricht. In dem vorbereitenden Stadium (1—3 Tage) zeigt der schon ansteckungsgefährliche Hund ein verändertes Wesen; er ist mürrisch, scheu, folgt nicht und zeigt eine gewisse Geschmacksrichtung auf unverdauliche Gegenstände, wie Holz, Lappen u. dergl. Alsdann tritt das eigentliche Wutstadium ein. Es stellt sich ein eigentümlicher Drang zum Entlaufen ein, wobei der Hund mit charakteristisch veränderter, heiserer Stimme ein in Heulen übergehendes Gebell (Bellgeheul) ausstößt. Daran schließen sich Wut- und Tobsuchtsanfälle an und die typische und so gefährliche Beißsucht. Wasserscheu und Geradeauslaufen mit eingezogenem Schwanz sind keine konstanten Erscheinungen und nicht charakteristisch. Dieses Wutstadium dauert 3—5 Tage und geht dann in das letzte, das Lähmungsstadium, über, in welchem unter verschiedenartigen

Die übertragbaren Krankheiten im besonderen.

Lähmungen nach wenigen Tagen der Tod eintritt. Bei der stillen Wut ist das Wutstadium wenig ausgeprägt bezw. fehlt ganz und es treten die Lähmungserscheinungen schon früher ein.

Die Inkubationszeit der Tollwut beim Menschen dauert gewöhnlich 20—60 Tage, kann sich aber bis zu einem Jahr ausdehnen. Bei schweren Verletzungen, ferner bei Gesichts- und Kopfverletzungen pflegt die Inkubationszeit verhältnismäßig kurz zu sein.

Die Krankheitserscheinungen des wutkranken Menschen beginnen meist mit einem 1—2 tägigen Anfangsstadium, in welchem Kopfschmerz, Unruhe, Schlaflosigkeit, Schlingbeschwerden, mitunter Anschwellung und Schmerzhaftigkeit der Bißstelle sich einstellen. Die Schlingbeschwerden steigern sich nach kurzer Zeit zu schweren Schlundkrämpfen, besonders beim Versuch zu trinken, ja oft schon beim Anblick des dargebotenen Getränkes. An die Schlundkrämpfe schließen sich allmählich noch Krämpfe der Atmungsmuskulatur, sowie des Rumpfes und Extremitäten an. In der anfallsfreien Zeit beherrschen Angstzustände, die sich zu Delirien und Tobsuchtsanfällen steigern können, das Krankheitsbild. In diesem Falle kann man auch beim Menschen von der rasenden Wut sprechen. Schließlich erfolgen ebenfalls Lähmungen, die unter raschem Kräfteverfall den Tod in wenigen Tagen herbeiführen.

Wie bei Tieren, so kommt auch beim Menschen die stille Wut vor. Im letzteren Falle folgt auf das geschilderte Anfangsstadium mehr oder weniger rasch das Lähmungsstadium.

Eine Heilung der ausgebrochenen Wut ist beim Menschen bis jetzt noch nicht beobachtet worden.

Da es sich bei der in Rede stehenden Krankheit in erster Linie um eine Tierseuche, speziell Hundekrankheit, handelt, sind vor allem veterinärpolizeiliche Maßnahmen erforderlich. Dahin gehören zunächst die Tötung lyssaverdächtiger Tiere und aller von ihnen gebissenen Hunde, Katzen usw., ferner die Hundesperre für 3 Monate in einem Umkreis von mindestens 4 Kilometern.

Das mächtigste Schutzmittel gegen den Ausbruch der Krankheit bei den von tollwütigen Tieren gebissenen Mensche besteht in der Pasteurschen Schutzimpfung.

In Frankreich und in einigen anderen Ländern, in denen die Tollwut häufiger auftritt, sind auf Veranlassung des berühmten Chemikers Pasteur Institute für Schutzimpfungen gegen Tollwut eingerichtet worden. In Preußen bestehen Pasteursche Institute in Berlin und in Breslau.

Die Resultate der Schutzimpfungen sind ausgezeichnet, falls die Behandlung spätestens am 2. Tage nach dem Biß begonnen worden ist. Bei späterem Beginn und bei schweren Gesichtsverletzungen bleibt manchmal der Erfolg aus. Die nachfolgenden Zahlen beweisen: Von 100000 in 38 Pasteurinstituten Behandelten starben nur 0,9%; dagegen von 15000 Gebissenen, aber nicht Behandelten 9%.

Der Lehrer wird daher bei vorkommenden Bißverletzungen durch tolle oder tollwutverdächtige Tiere durch entsprechende Belehrung gegebenenfalls auch seinerseits dahin zu wirken suchen, daß die Gebissenen sich unverzüglich dem Schutzimpfungsverfahren unterwerfen.

Für die Schule selbst ist eigentlich nur der Fall von Wichtigkeit, daß bei einem Lehrer oder Schüler die Tollwut zum Ausbruch kommt. Daß die betr. Person dann sofort von der Schule entfernt und abgesondert werden muß, ist selbstverständlich und wird auch durch § 4 der „Anweisung" gefordert. Bei Tollwutverdachtsfällen dürfte zweckmäßig ebenso zu verfahren sein, wenn dies auch in der „Anweisung" nicht ausdrücklich gesagt ist.

24. Tuberkulose.

Unter allen Infektionskrankheiten des Menschen fordert die Tuberkulose die meisten Opfer. 12% aller Todesfälle und etwa 30% aller Todesfälle im Alter von 15—60 Jahren sind in Deutschland durch die Lungenschwindsucht bedingt. Zahlreiche Todesfälle kommen außerdem durch Darmtuberkulose, Hirntuberkulose usw. vor. Dank des seit einer Reihe von Jahren von den verschiedensten Seiten aufgenommenen Kampfes gegen diese mörderische Volksseuche, ist ein erheblicher Rückgang der Sterbefälle an Tuberkulose zweifellos zu verzeichnen.

So lehrt nach Kirchner die Preußische Statistik, daß die Gesamtsterblichkeit an Tuberkulose im Preußischen Staate von 1876 bis 1903 abgenommen hat: bei der männlichen Bevölkerung von 344,1 pro 100000 Lebende auf 211,8, d. h. um 38,4% und bei der weiblichen Bevölkerung von 275,9 pro 100000 auf 182,6, d. h. um 33,4%. Die Abnahme der Tuberkulosesterblichkeit betrifft nun keineswegs alle Altersklassen gleichmäßig, vielmehr hat, worauf Kirchner zuerst hinwies, der Bruchteil der Gesamtsterblichkeit an

Die übertragbaren Krankheiten im besonderen. 99

Tuberkulose für das Lebensalter bis ausgangs des 25. Jahres bei beiden Geschlechtern seit dem Jahre 1876 zugenommen, und zwar ist die Zunahme an Tuberkulosesterbefällen im Alter vom 5.—15. Lebensjahre, also gerade im schulpflichtigen Alter eine recht bedeutende. So stieg im Alter von 5—10 Jahren die Tuberkulosesterblichkeit bei dem männlichen Geschlecht von 36,0 auf 44,2 von 100000, also um 22,8 %, bei dem weiblichen aber sogar von 47,5 auf 59,2 von 100000, also um 24,6 %. Im Alter von 10—15 Jahren stieg die Tuberkulosesterblichkeit bei dem männlichen Geschlecht von 40,6 auf 48,5 von 100000, also um 19,4 %, bei dem weiblichen von 73,8 auf 85,2 von 100000, also um 15,4 %.

Man wird Kirchner durchaus zustimmen, wenn er sagt, daß durch diese Zahlen die Verluste durch Tuberkulose keineswegs erschöpft sind. „Bekanntlich verläuft die Tuberkulose im schulpflichtigen Alter nicht selten unter dem Bilde der Hirnhautentzündung, manche Fälle verbergen sich auch unter der Bezeichnung Luftröhrenentzündung und Lungenkatarrh, Lungen- und Brustfellentzündung und andere Lungenkrankheiten, so daß wir durchaus berechtigt sind, die Opfer der Tuberkulose unter der schulpflichtigen Jugend noch höher zu veranschlagen, als dies nach dem Ergebnis der Statistik geschehen ist." Während, worauf Kirchner ebenfalls aufmerksam macht, die sogen. Kinderkrankheiten, namentlich Keuchhusten und Masern, ihre hauptsächlichsten Verheerungen in den Jahren vor Beginn des schulpflichtigen Alters anrichten, erscheint als Hauptfeind der Jugend im schulpflichtigen Alter die Tuberkulose, weshalb derselben auch für dieses Lebensalter mit den schärfsten Mitteln entgegengetreten werden muß. Die aufgeführten Zahlen der Statistik dürften den Beweis liefern, daß für die Bekämpfung der Tuberkulose im schulpflichtigen Alter noch nicht so viel geschah, als im Interesse unserer heranwachsenden Jugend wünschenswert wäre. Die zu ergreifenden Maßregeln zur Bekämpfung der Tuberkulose in der Schule sollen daher weiter unten eingehender erörtert werden.

Als Erreger der Tuberkulose gilt der von Robert Koch entdeckte Tuberkelbazillus, ein unbewegliches, dünnes, schlankes Stäbchen, das nur bei sehr starken Vergrößerungen sichtbar ist. Der Tuberkelbazillus gedeiht nicht nur im Körper des Menschen und empfänglicher Tiere, sondern kann auch bei Blutwärme (etwa 37° C.) auf geeigneten künstlichen Nährböden zum Wachstum gebracht werden. In die Außenwelt gelangt er hauptsächlich mit dem Auswurf kranker

Menschen. Gegen schädigende Einwirkungen, wie Kälte, Trockenheit, Fäulnis usw., ist er sehr widerstandsfähig.

Am sichersten wird er durch Kochen und strömenden Wasserdampf vernichtet. Dem Sonnenlichte widersteht er nicht lange. Ferner wird er durch eine Reihe chemischer Agenzien in hinreichender Konzentration abgetötet.

Was die Art der Entstehung der Tuberkulose und ihrer Übertragung betrifft, so muß zunächst daran festgehalten werden, daß die angeborene Tuberkulose selten ist. Weitaus die Mehrzahl von Neugeborenen tuberkulöser Eltern kommt frei von Tuberkelbazillen zur Welt. Wir müssen daher annehmen, daß auch die Tuberkulose des Menschen fast ausschließlich durch die Aufnahme von Tuberkelbazillen aus der Außenwelt entsteht.

Welche Infektionsquellen und Transportwege kommen nun für die Infektion des Menschen hauptsächlich in Betracht?

Als naheliegende Infektionsquelle für den Menschen erscheint die Tuberkulose der Haustiere, vor allem die Milch perlsüchtiger Kühe. Früher galten die Erreger der Perlsucht und der menschlichen Tuberkulose für identisch, bis Robert Koch auf dem Londoner Tuberkulosekongreß im Jahre 1901 bekannt gab, daß der menschliche Tuberkelbazillus vom Perlsuchtbazillus verschieden sei. Dementsprechend erklärte er auch die Milch tuberkulöser Kühe für ungefährlich für den Menschen.

Diese aufsehenerregende Mitteilung Kochs gab alsbald zu lebhaften wissenschaftlichen Kontroversen Anlaß. Während v. Behring den entgegengesetzten Standpunkt einnimmt und die Kuhmilch als Hauptinfektionsquelle für den Menschen, und zwar in dessen Säuglingsalter erklärt, wiesen Koch, Kossel, Schütz u. a. durch zahlreiche Versuche nach, daß die Bazillen der menschlichen Tuberkulose, die Perlsuchtbazillen und die Bazillen der Geflügeltuberkulose drei verschiedene Varietäten einer Bakterienspezies sind, und daß die Perlsuchtbazillen nur ausnahmsweise für den Menschen pathogen sind. Es besteht daher kein Grund, die Milch hinsichtlich der Gefahr der Tuberkuloseverbreitung besonders hoch einzuschätzen. Noch viel weniger bedenklich als die Milch erscheint dagegen das Fleisch tuberkulöser Tiere, da sich in diesem nur ausnahmsweise Tuberkelbazillen finden und das Fleisch nur in den seltensten Fällen roh genossen, sondern in der Regel gekocht oder gebraten wird, wobei die Tuberkelbazillen abgetötet werden.

Die übertragbaren Krankheiten im besonderen. 101

Alles deutet vielmehr darauf hin, daß die Hauptursache der Tuberkuloseverbreitung der tuberkulöse Mensch ist. Der Schwindsüchtige (Phthisiker) liefert vor allem durch seinen Auswurf (Sputum) Tuberkelbazillen in die Außenwelt, ferner durch die beim Husten und Sprechen aus der Mundhöhle geschleuderten feinsten Tröpfchen. Seltener werden mit den Darmentleerungen bei Darmtuberkulose Tuberkelbazillen ausgeschieden.

Der Auswurf, der am Fußboden, an Wäsche, Kleidern und sonstigen Gegenständen haftet, gibt einmal Anlaß zu Kontaktinfektionen. Durch Berührungen des Auswurfs kommen sicherlich zahlreiche Übertragungen im Kindesalter zustande, da gerade die Kinder viel am Boden herumkriechen, alles mögliche mit den Fingern berühren und dieselben dann in den Mund führen. Beim Erwachsenen werden Kontakte nicht so zahlreich sein, obwohl es auch hier gelegentlich zu Berührungen infizierter Kleider und Utensilien kommt.

Ferner kann der Auswurf, nach seiner Eintrocknung als trockener Sputumstaub der Wohnungsluft beigemischt, durch Einatmung zur Lungentuberkulose führen (Cornet). Dies ist jedoch nur der Fall, wenn es sich um feinste flugfähige Stäubchen handelt, wie sie z. B. entstehen, wenn Auswurf auf den Fußboden gerät, dort eintrocknet, von den Füßen fein zerrieben und beim Klopfen, Fegen u. dergl. dann aufgewirbelt wird. Der Auswurf, der in einem Spucknapf aufgefangen wird, erleidet niemals eine derartige Zerkleinerung.

Häufiger als feinste tuberkelbazillenhaltige Stäubchen dürften tuberkelbazillenbeladene kleine Tröpfchen durch Einatmung derselben zur Infektion der Lunge führen. Eine Beladung der Luft mit infektiösen Tröpfchen kommt häufig in Räumen zustande, wo Schwindsüchtige viel husten. Die Hauptmenge der Tröpfchen erfüllt nur in der Nähe der Kranken die Luft. In einiger Entfernung von Kranken nimmt die Zahl der Tröpfchen rasch ab. Wegen dieser Infektionsgefahr braucht ein Phthisiker noch nicht wie ein Pestkranker gemieden zu werden. Ein kurzer Aufenthalt in der Nähe selbst eines hustenden Schwindsüchtigen ist nicht besonders gefährlich; dauert dieses Zusammensein jedoch länger, wie bei Mutter und Kind, Lehrer und Schüler und Schüler untereinander, dann wird die Gefahr groß.

Bemerkenswert ist, daß die mit feinsten Tröpfchen verspritzten Tuberkelbazillen, wie ich zuerst nachwies, eine ziemlich lange, sich über Tage erstreckende Lebensdauer am zerstreuten Tageslichte haben. So konnte ich an flugfähigem Aktenstaub, der mit feinsten tuberkelbazillenhaltigen Tröpfchen beladen war, eine Infektiosität desselben noch nach 8 Tagen nachweisen. Auf diese Weise können demnach feinste tuberkelbazillenhaltige Tröpfchen auch noch die Gefahr der Luftstaubinfektion bieten.

Der Aufenthalt in der Schule bezw. die Schulräume können die Entstehung der Tuberkulose insofern begünstigen, als Staubanhäufung, mangelhafte Ventilation und unregelmäßige Heizung Anlaß zu Erkältungskrankheiten, insbesondere zu Katarrhen geben, wodurch eine sogen. „Disposition" für die Aufnahme des Tuberkelbazillus geschaffen wird, namentlich bei solchen Kindern, die durch vorausgegangene Krankheiten, mangelhafte Ernährung usw. bereits geschwächt sind.

Sind die Tuberkelbazillen von einem empfänglichen Individuum durch die Eingangspforten, deren sich die Tuberkelbazillen bedienen, nämlich durch die Schleimhäute der Atmungsorgane, des Verdauungskanals oder auch durch die äußere (verletzte) Haut aufgenommen, so vergeht im allgemeinen eine längere Zeit, bis sich Krankheitserscheinungen zeigen. Der Beginn derselben ist meist gar nicht mit Sicherheit festzustellen, da dieselben anfangs ganz unbestimmt, oft auch für den Arzt nicht erkennbar einsetzen. Es ist daher nicht möglich, für die Tuberkulose, wie für die meisten übrigen ansteckenden Krankheiten, die sogen. Inkubationszeit anzugeben.

Die Wirkung der Tuberkelbazillen im menschlichen Körper ist eine lokale und eine allgemeine. Die charakteristische lokale Bildung ist die von Tuberkeln (spezifisch gebauten Knötchen), welche vereinzelt auftreten oder zusammenfließen können. Dieselben erleiden im Verlaufe der Krankheit regressive Veränderungen, die unter verschiedenen pathologisch-anatomischen Bildern verlaufen und dementsprechend auch das klinische Krankheitsbild verschieden gestalten. Die allgemeinen Wirkungen des tuberkulösen Prozesses auf den menschlichen Körper, die Allgemeinerscheinungen, werden durch ein von den Tuberkelbazillen gebildetes Gift (Toxin) hervorgerufen.

Je nach dem primären Ort der Ansiedlung der Bazillen, d. h. nach dem ursprünglichen Sitze der Krankheit, unterscheidet man verschiedene Formen der Tuberkulose. Die bekanntesten sind die Lungentuberkulose (Lungenschwindsucht oder Phthise), die Tuberkulose der Drüsen, der Gelenke und Knochen, des Darms, der Haut und des Gehirns bezw. der Hirnhäute.

Die übertragbaren Krankheiten im besonderen. 103

Es kann natürlich nicht im Rahmen dieser Abhandlung liegen, die Krankheitserscheinungen der einzelnen Tuberkuloseformen zu beschreiben, da ja die Diagnosestellung lediglich Sache des Arztes ist. Es soll jedoch über 3 Tuberkuloseformen, die für die Schule besonders wichtig sind, nämlich die Haut-, Drüsen- und Lungentuberkulose, so viel gesagt werden, als notwendig erscheint, damit der Lehrer rechtzeitig auf tuberkuloseverdächtige Erscheinungen bei seinen Schülern aufmerksam werden kann.

a) Skrofulose.

In diesem Zusammenhange erscheinen einige Bemerkungen über die als Skrofulose bezeichnete Krankheitsform angezeigt. Es muß nämlich daran festgehalten werden, daß Fälle von ausgesprochener Skrofulose nichts anderes sind als Erkrankungen an Tuberkulose. Die meisten skrofulösen Kinder haben eine blasse Gesichtsfarbe, welke Haut und schlaffe Muskulatur. In der einen Reihe der Fälle ist das Fettpolster dabei reichlich entwickelt, das Gesicht zeigt ein gedunsenes Aussehen mit dicken, vortretenden Lippen. In anderen Fällen sind die Kinder sehr mager, haben eine dünne, weiße Haut mit durchschimmernden Blutadern. Beiden Formen von Skrofulose ist gemeinsam, daß Lymphdrüsenschwellungen am Halse, an den Unterkieferwinkeln und am Nacken als schmerzlose, ovale, derbe Gebilde von Erbsen- bis Kirschgröße und darüber angetroffen werden. Wenn die einzelnen Drüsen sich erheblich vergrößern und zusammenfließen, können sie am Halse große Knoten bilden, die das Kind sehr verunstalten. Zuweilen vereitern die Drüsen und brechen nach außen durch. Außer den Drüsen wird bei den skrofulösen Kindern häufig auch die Haut affiziert; es entstehen Hautausschläge. Auch die Augen erkranken nicht selten, namentlich die Bindehaut und Hornhaut, auf denen sich Bläschen bilden, die Geschwüre und zuletzt Narben hinterlassen können; dabei besteht eine große Lichtscheu. Häufig sind auch Ohraffektionen (Ohrenfluß) und Erkrankung der Nasenschleimhaut (fließende Nase). Schließlich erkranken bei den skrofulösen Kindern nicht selten noch Knochen und Gelenke. Mit eintretender Geschlechtsreife heilen die skrofulösen Erscheinungen oft aus. Verhältnismäßig häufig erkranken die skrofulösen Kinder jedoch an Tuberkulose der Lungen, des Darms, Gehirns u. a. Früher sagte man dann, daß die Skrofulose in Tuberkulose übergegangen sei. Heute weiß man, daß die skrofulösen Kinder nicht erst tuberkulös werden, sondern es in der Regel schon sind.

b) Lupus.

Der Lupus, auch fressende Flechte genannt, ist zwar eine der seltneren Tuberkuloseformen. Sie beansprucht jedoch deshalb ein allgemeineres Interesse, weil die Lupuskranken bei vorgeschrittener Erkrankung wegen ihres entsetzlichen Aussehens von Allen gemieden werden, keine Arbeit finden und schließlich der öffentlichen Fürsorge zur Last fallen. Für den Lehrer sollte die Krankheit deshalb ein spezielles Interesse haben, weil er in die Lage kommen kann, Lupusfälle im Beginn zu sehen und durch ungesäumte Überweisung verdächtiger Fälle in ärztliche Untersuchung und Behandlung zur Heilung dieser unglücklichen Kranken beitragen kann.

Der Lupus entsteht dadurch, daß sich Tuberkelbazillen in der äußeren Haut, und zwar meist des Gesichts oder in der Schleimhaut der Nase und des Mundes festsetzen und Wucherungen verursachen.

Die Bedingungen für die Entstehung des Lupus sind naturgemäß da besonders günstig, wo Schwindsüchtige in unsauberen Wohnungen leben. In solchen Wohnungen können schlechtbehütete Kinder dann lupuskrank werden, wenn sie mit ihren Händen auf dem beschmutzten Boden herumfahren und sich dann mit ungewaschenen Fingern im Gesicht kratzen, in der Nase bohren usw. Reinlichkeit in der Wohnung und am Körper ist daher wie bei vielen anderen Infektionskrankheiten das beste Mittel zur Verhütung des Lupus.

Der Lupus beginnt mit dem Auftreten kleiner, kaum stecknadelkopfgroßer Knötchen von heller, bräunlicher oder braunroter Farbe. Durch Zusammenfließen benachbarter Knötchen und mannigfache Umwandlungen des krankhaften Gewebes gewinnt die Krankheit ein vielgestaltiges Aussehen, infolgedessen ärztlicherseits verschiedene Lupusformen unterschieden werden.

Zeichen, die auf beginnenden Lupus hindeuten, sind: schwerheilende Einrisse an Mund- und Nasenwinkeln, nässende Flechten, die von diesen Stellen ausgehen, ferner Krusten, die sich auf kleinen Hautgeschwüren bilden. Legt man auf eine derartig erkrankte Partie mit sanftem Druck ein Stück Fensterglas auf, so sieht man oft in der Umgebung der krankhaften Veränderungen kleine, kaum stecknadelkopfgroße, blaßgelbe, etwas durchscheinende Flecke. Setzt man auf einen solchen Fleck einen sondenähnlichen Gegenstand mit mäßigem Druck auf, so entsteht eine bleibende Stelle in der Haut, ein Zeichen dafür, daß die Haut an dieser Stelle ihre normale Festigkeit verloren,

Die übertragbaren Krankheiten im besonderen. 105

daß sich hier ein Tuberkelknötchen gebildet hat. Bei weiterem Fortschreiten der chronisch verlaufenden Krankheit entstehen sehr verschiedene Bilder, bald bilden sich schmutzigrote, schuppende Herde, bald geschwulstartig erhabene Wucherungen. Stets zeigt die Krankheit die Neigung, sich unter narbiger Abheilung des ursprünglich befallenen Gebietes in der Umgebung weiterauszubreiten. Auf diese Weise können große Flächen der Haut von der Krankheit ergriffen werden.

Durch den geschwürigen Gewebszerfall und die Narbenbildung können bei größerer Ausdehnung des Prozesses im Gesicht hochgradige Störungen und Entstellungen hervorgerufen werden, Öffnen und Schließen des Mundes und Schließen der Augenlider kann erheblich behindert werden, Nase und Ohren können mehr oder weniger zerstört werden.

Zu diesen schweren Folgezuständen kommt es aber nur dann, wenn nicht rechtzeitig eine zweckmäßige ärztliche Behandlung einsetzt. Geschieht dies, so ist der Lupus eine durchaus heilbare Krankheit. Es gilt daher vor allem, die unter Lupuserscheinungen erkrankten Kinder so früh wie möglich ärztlicher Untersuchung und Behandlung zuzuführen. Schwer heilende Hautausschläge u. dergl. sollten daher den Lehrer immer an Lupus denken lassen und ihn veranlassen, auf Hinzuziehung eines Arztes zu dringen. Die Heilkunde verfügt heutzutage über eine Reihe von Verfahren, beginnende und nicht zu weit vorgeschrittene Lupusfälle zu heilen. Unter diesen Verfahren nimmt die bekannte Finsensche Lichtbehandlung den ersten Platz ein.

Dagegen ist von sogen. Naturheilmethoden, Blutreinigungstees u. dergl. keine Hilfe zu erwarten. Mit diesen Dingen wird nur unnütz kostbare Zeit und Geld verschwendet; heilbare Kranke werden event. zu unheilbaren Krüppeln, weil sie zu spät in ärztliche Behandlung kamen.

c) Lungen- und Kehlkopftuberkulose.

Von allen Formen der Tuberkulose ist die Lungentuberkulose (Lungenschwindsucht) die häufigste und bezüglich der Ausbreitung der Tuberkulose die gefährlichste Form derselben. Dort, wo der Tuberkelbazillus sich ansiedelt, ruft er zunächst Tuberkelbildung, dann Verkäsung und Einschmelzung des Lungengewebes hervor. Dasselbe wird ausgehustet und hinterläßt einen Hohlraum, Kaverne, welcher die Größe eines Hühnereies und darüber erreichen kann. In einer Reihe von Fällen, namentlich vorgeschritteneren, ist die Lungentuberkulose noch mit einer Tuberkulose des Kehlkopfes kompliziert.

Beobachtet nun der Lehrer bei sich selbst oder bei einem Schulkinde häufige Katarrhe der Atmungsorgane, öfter sich einstellenden Husten, schleimigen, eitrigen oder auch blutigen Auswurf, Abmagerung des Körpers, womöglich auch Fieber, stellen sich leichte Ermüdung, Schmerzen auf der Brust oder gar Nachtschweiße ein, so sind dies alles Verdachtsgründe, die den Lehrer veranlassen werden, sich selbst bezw. solche Kinder ärztlich untersuchen zu lassen. Der Arzt wird dann durch genaue Untersuchung feststellen, ob der Verdacht auf Lungentuberkulose begründet ist oder nicht.

In dieser Hinsicht bestimmt auch der § 10 Abs. 1 der preußischen ministeriellen Anweisung folgendes:

„Es ist darauf zu halten, daß Lehrer und Schüler, welche unter Erscheinungen erkrankt sind, die den Verdacht der Lungen- und Kehlkopftuberkulose erwecken — Mattigkeit, Abmagerung, Blässe, Hüsteln, Auswurf usw. —, einen Arzt befragen und ihren Auswurf bakteriologisch untersuchen lassen."

Die zum Schutze gegen die Verbreitung der Tuberkulose unter der Schuljugend zu treffenden Maßnahmen sind im allgemeinen dieselben, die gegen die Verbreitung der Tuberkulose überhaupt angezeigt sind. Die Eigenart der Schule und des kindlichen Körpers machen jedoch noch einige spezielle Bemerkungen notwendig.

Nach dem Preußischen Seuchengesetz vom 28. August 1905 besteht eine polizeiliche Anzeigepflicht nur für Todesfälle an Lungen- und Kehlkopftuberkulose, für welche auch ein Desinfektionszwang vorgesehen ist. Weitere Bestimmungen in bezug auf die Bekämpfung der Tuberkulose, wie sie in anderen Staaten bestehen, enthält das Preußische Gesetz leider nicht.

In der preußischen ministeriellen „Anweisung" sind jedoch noch einige Bestimmungen über die Lungen- und Kehlkopftuberkulose enthalten, deren Befolgung zur Verhütung der Verbreitung der Tuberkulose durch die Schüler zweifellos viel beitragen wird.

Die betreffenden Bestimmungen der „Anweisung" sind in dem Kapitel der „Favus" (Erbgrind) zusammengestellt, worauf hiermit verwiesen sei. Dazu kommen noch die in dem vorliegenden Kapitel a. O. aufgeführten Bestimmungen im § 10 der Anweisung.

Dementsprechend wird der Vorsteher der Schule mit Recht verlangen, daß nur solche Kinder die Schule besuchen, welche keine Infektionsgefahr für die übrigen Kinder darstellen. Nun sind ja alle diejenigen Schulkinder ungefährlich für ihre Umgebung, welche an geschlossener Drüsen-, Gelenk- oder Knochentuberkulose erkrankt sind. Dasselbe gilt auch für die Lungentuberkulose, solange die Tuberkel noch nicht zerfallen sind und Tuberkelbazillen mit dem Auswurf noch nicht nach außen befördert werden. Ist dies jedoch der Fall, dann ist die Lungentuberkulose eine sogen. offene und damit für die Umgebung ansteckend geworden. Der Lehrer wird also sein Augenmerk auf die der Tuberkulose verdächtigen Schüler richten und dieselben dem Arzte zwecks Untersuchung und weiterer Veranlassung überweisen müssen.

Da jedoch nicht nur die Schüler, sondern auch die Lehrer eine Infektionsgefahr für die Schüler darstellen können, ist in Preußen vorgeschrieben, daß diejenigen jungen Leute, welche sich zur Aufnahme in eine Präparandenschule, in ein Lehrer- bezw. Lehrerinnen-Seminar melden, ein Gesundheitsattest beibringen müssen, womit namentlich auch der Nachweis geliefert werden muß, daß die Atmungsorgane gesund sind. Die jetzt geübte Untersuchung vor der Anstellung genügt jedoch meist nicht. Es sollten nach dem Vorschlage von Kirchner auch bei der Anstellung die künftigen Lehrer nochmals gründlich körperlich untersucht werden und nur solche zu dem Berufe zugelassen werden, welche völlig gesunde Atmungsorgane haben. Diejenigen Personen aber, bei denen Lungentuberkulose nachgewiesen wird, sollten zu dem anstrengenden Lehrerberuf nicht zugelassen werden. Es dürfte diese Maßregel nicht nur im Interesse der Schulkinder und der Schulverwaltung liegen, sondern auch in dem der betreffenden Lehrperson selbst, da dieselbe dann noch rechtzeitig einem anderen weniger aufreibenden Berufe zugeführt werden kann. Erkrankt ein Lehrer, der in Ausübung seines Berufes sich befindet, dadurch, daß er abmagert, leicht ermüdet, appetitlos wird, an Husten und Auswurf leidet usf., so sollte er, wie bereits gesagt, sich ärztlich untersuchen lassen. Erweist sich bei der ärztlichen Untersuchung der Lehrer als lungenkrank, so ist es keineswegs nötig, denselben sofort aus seinem Berufe zu entfernen, da nur diejenigen Personen für ihre Umgebung gefährlich sind, die an offener Tuberkulose leiden, die also Tuberkelbazillen ausscheiden. Man wird jedoch in allen Fällen darauf bedacht sein, dem betreffenden Lehrer es zu ermöglichen, durch Aufenthalt in einer Lungenheilstätte, in einem Seebadeorte oder im Gebirge Heilung zu finden. Ist dies jedoch nicht mehr möglich und scheidet die betreffende Lehrperson dauernd Tuberkelbazillen aus, so wird man sie entweder in ein anderes Amt übernehmen oder mit angemessener Pension in den Ruhestand versetzen müssen.

In welcher Weise kann nun die Schule der Verbreitung der Tuberkulose im einzelnen entgegenwirken?

Einmal handelt es sich um Maßnahmen, welche die Entstehung einer Disposition zur Tuberkulose bei den Schulkindern verhüten sollen, und dann um solche, welche gegen die Infektionsgefahr gerichtet sind.

Als prophylaktische Maßnahmen kommen in Betracht: gesunde Lage und Bauart des Schulhauses, genügende Größe, Ventilation und Besonnung der Schullokale, gute Beheizung, hygienisch einwandfreie Subsellien, besondere Räume für die Kleiderablage, Einrichtung möglichst staubfreier Spielplätze und Turnhallen. Ein großer prophylaktischer Wert ist auf die Pflege der Leibesübungen, das Turnen und die Bewegungsspiele im Freien zu legen. Auf die Wichtigkeit der allgemeinen Einführung von Schulbädern sei hier ebenfalls nochmals hingewiesen.

Von sehr großer Bedeutung ist die Reinlichkeit und die Reinigung der Schulräume. Manche meinen sogar, daß die Bekämpfung der Tuberkulose in der Schule fast mit der Frage der Schulreinigung identisch sei. Über die Bekämpfung der Staubbildung und Staubanhäufung in den Schulräumen und die Mitwirkung des Lehrers bei derselben ist im allgemeinen Teile (S. 40 u. ff.) schon das Nähere gesagt.

Mit der Reinhaltung der Schulräume hängt die Forderung der Aufstellung und Benutzung von Spucknäpfen innig zusammen.

In dieser Hinsicht trifft der § 10 Abs. 2 der „Anweisung" folgende Bestimmung:

„Es ist Sorge dafür zu tragen, daß in den Schulen an geeigneten Plätzen leicht erreichbare, mit Wasser gefüllte Speigefäße in ausreichender Anzahl vorhanden sind. Das Spucken auf den Fußboden der Schulzimmer, Korridore, Treppen, sowie auf den Schulhof ist zu untersagen und nötigenfalls zu bestrafen."

Gerade im Hinblick auf die Gefährlichkeit des Lungenauswurfs soll der Lehrer den Schulkindern verbieten, auf den Fußboden oder

Die übertragbaren Krankheiten im besonderen.

in die Taschentücher zu spucken. Ferner wird er auch den Kindern die vielfach beliebte Unsitte verbieten, den Auswurf herunterzuschlucken, namentlich auch in Anbetracht dessen, daß gerade in der Kindheit der Darm für die Infektion mit Tuberkulose besonders empfänglich ist. Der Lehrer wird vielmehr die Kinder immer und immer wieder dazu anhalten, die Spucknäpfe, die jetzt in fast allen Schulen aufgestellt sind, zu benutzen. Vorgeschrieben sind meist Spucknäpfe aus nicht zerbrechlichem Metall, emailliertem Eisenblech oder Bronze, die beständig mit etwas Wasser, Karbolwasser oder dergl. versehen sein sollen, um das Austrocknen des Auswurfs zu vermeiden. Man warnt meist vor trockener Füllung, jedoch ist diese Warnung, wie Flügge mit Recht hervorhebt, unbegründet. Denn zu einem Verstäuben von Tuberkelbazillen aus einem Spucknapf heraus kommt es auch bei Füllung mit Sand, Kaffeesatz, Holzwolle u. dergl. niemals, außer wenn man unnatürliche Versuchsbedingungen einführt. Da die Entleerung, Desinfektion und Reinigung der Spucknäpfe viel Schwierigkeiten bereiten, ist die trockene Füllung sogar aus praktischen Gründen vorzuziehen. Empfehlenswert dabei ist jedoch, daß man billige verbrennbare Karton-Spucknäpfe (von Fingerhut & Co. in Breslau zu beziehen) verwendet, wodurch es ermöglicht ist, Spucknapf nebst Inhalt ohne weiteres in einem Ofenfeuer zu verbrennen.

Um schwächliche, skrofulöse und der Lungentuberkulose verdächtige Kinder vor dem Ausbruch der Tuberkulose zu schützen bezw. der Heilung zuzuführen, gibt es eine Reihe von Mitteln, deren Inanspruchnahme um so mehr zunimmt, als die Bedeutung der sozialen Hygiene mehr und mehr erkannt wird. Wie man es unternommen hat, schwachbefähigte Schüler aus den allgemeinen Klassen herauszunehmen und in besonderen Hilfsklassen zu unterrichten, so hat man neuerdings den Versuch gemacht, körperlich schwache oder in der Rekonvaleszenz befindliche Schulkinder in besonderen Waldschulen zu vereinigen. Dieselben bestehen darin, daß die körperschwachen Kinder in Baracken, welche in einem Waldkomplex aufgestellt sind, unterrichtet und verpflegt werden. Derartige Waldschulen sind bereits von Charlottenburg, München-Gladbach und einigen anderen Städten errichtet und haben sich durchaus bewährt. Es wäre wünschenswert, wenn diese Einrichtung für alle größeren Städte eingeführt würde.

Als besonders wertvolle Waffe gegen die Tuberkulose haben sich die sogen. Ferienkolonien bewährt. Diese haben den Zweck, schwächlichen, blutarmen, skrofulösen Schulkindern einen längeren Aufenthalt in reiner Luft, auf dem Lande oder im Gebirge zu bieten, damit die Widerstandskraft des Körpers, namentlich gegen tuberkulöse Erkrankungen, gehoben werde.

Die Kolonien werden eingeteilt: 1. in geschlossene Anstalten, in denen die Kinder in eigenen oder gemieteten Gebäuden untergebracht sind; 2. in Familienunterkünfte und 3. in Milchstationen, in denen die Kinder zu bestimmten Tageszeiten Milch und Brot bekommen und unter Aufsicht mehrere Stunden bei gemeinsamem Spiel verbringen. Der Hauptnachdruck ist immer darauf zu legen, daß die Kinder sich möglich viel im Freien aufhalten.

Eine besondere Art der Ferienkolonien stellen die Seehospize und die Solbäder dar. Erstere sind in Norderney, Müritz und anderen Seebadeorten von Vereinen errichtet und dienen der Aufnahme von schwächlichen und skrofulösen Kindern. Sie haben sich durchaus bewährt, da ja bekanntlich der Aufenthalt an der See ein sehr wirksamer Heilfaktor bei Anfangsstadien von Skrofulose und Tuberkulose ist.

Sehr wirksam erweisen sich auch Jod- und Solbäder bei der Skrofulose. Der Lehrer wird sich daher ein großes Verdienst um die zumeist armen skrofulösen Kinder erwerben, wenn er ihnen Freiplätze in einem Jod- oder Solbad verschafft, wo eine Anstalt für arme skrofulöse Kinder vorhanden ist (z. B. Kolberg, Sassendorf und Hamm in Westfalen, Heilbrunn, Kissingen, Königsborn, Kösen, Kreuznach, Nauheim, Oeynhausen-Rehme, Reichenhall, Salzungen, Schwäbisch-Hall). Es sei hier noch bemerkt, daß bereits 40 Sanatorien für skrofulöse Kinder im Deutschen Reich vorhanden sind.

Die Fernhaltung der Infektionsgefahr von den Schulen erfordert, wie gesagt, die Ausschließung der Lehrer und Schüler vom Schulbesuch, sobald sie an offener Tuberkulose leiden, also Tuberkelbazillen ausscheiden.

Um den erkrankten Schulkindern mit dem Ausschluß aus der Schule die Möglichkeit der Heilung zu bieten, ist es erforderlich, daß diese Kinder aus ihrer Familie, wo sie ja nur in seltenen Fällen die zweckentsprechende Pflege haben, herausgenommen werden. Man wird den Kindern einen längeren Aufenthalt auf dem Lande, im Gebirge oder an der See zu gewähren suchen oder aber man wird sie in einer Lungenheilstätte unterbringen. Nach dem Jahresbericht für 1910 des Zentralkomitees zur Bekämpfung der

Die übertragbaren Krankheiten im besonderen. 111

Tuberkulose bestehen in Deutschland jetzt 18 Heilstätten für tuberkulöse Kinder und 89 für Tuberkulose bedrohte, skrofulöse und erholungsbedürftige Kinder. Die Zahl dieser Anstalten genügt jedoch noch nicht den vorhandenen Bedürfnissen. Namentlich fehlt es an Anstalten für die dauernde Unterbringung kranker Kinder in vorgeschrittenen bezw. unheilbaren Stadien, die in Krankenhäusern nur in vereinzelten Fällen dauernd verpflegt werden. Vielfach besteht noch in breiten Schichten der Bevölkerung eine Scheu vor Heilanstalten und Krankenhäusern, die bei den meist vorzüglichen Einrichtungen unserer Krankenhäuser ganz unbegründet ist. Die Sache liegt, namentlich insoweit ärmere Familien in Betracht kommen, vielmehr so, daß den Kranken in gut geleiteten Krankenanstalten eine viel zweckentsprechendere Pflege und Ernährung zuteil wird als unter den häuslichen Verhältnissen. Es ist ebenfalls eine dankenswerte Aufgabe für den Lehrer, etwaige in dieser Richtung herrschende Vorurteile zu zerstreuen. Eine sehr segensreiche Wirksamkeit im Kampfe gegen die Tuberkulose entfalten noch die in Frankreich zuerst entstandenen, seit einigen Jahren auch in Deutschland eingeführten Auskunfts- und Fürsorgestellen für Lungenkranke, in denen Lungenkranke unentgeltlich unterstützt und beraten werden. Diese Fürsorgestellen machen es sich zu ihrer besonderen Aufgabe, den Erkrankten und ihren Angehörigen Unterstützungen der mannigfachsten Art (z. B. Lieferung von Spuckfläschchen, Desinfektionsmitteln, Betten, Hinzumieten eines Zimmers u. dergl.) zu gewähren, für eventuelle Unterbringung in einer Heilstätte zu sorgen oder wenigstens dafür, daß der Kranke in seiner Familie bleiben kann, ohne daß er eine erhebliche Infektionsgefahr für seine Umgebung bedeutet. Diese Fürsorgestellen, welche die Vorbeugung, die hygienische Erziehung und die allgemeine Hilfe zum Zweck haben, erweisen sich auch bei der Bekämpfung der Tuberkulose im schulpflichtigen Alter als nützlich insofern, als sie die rechtzeitige Unterbringung kranker Kinder in eine Heilstätte ermöglichen, Spuckfläschchen, Nahrungsmittel usw. für die Kinder beschaffen.

Eine Ausschließung gesunder Geschwister eines an Tuberkulose erkrankten Kindes vom Schulbesuche analog wie bei anderen Infektionskrankheiten erscheint bei dem chronischen Charakter der Krankheit nicht gerechtfertigt und ist daher auch nicht vorgeschrieben.

Die Frage der Desinfektion bei Tuberkulosefällen in Schule und Haus ist Sache des beamteten Arztes, weshalb sich eine Erörterung dieses Punktes an dieser Stelle erübrigen dürfte.

Der ganze Kampf gegen die Tuberkulose im schulpflichtigen Alter wird sich nur dann zu einem wirklich ersprießlichen gestalten können, wenn Schularzt, Lehrer und Eltern, jeder an seiner Stelle und jeder vom besten Willen beseelt, sich gemeinsam an dem Kampfe beteiligen.

25. Typhus (Unterleibstyphus).

Der Typhus (Unterleibstyphus, Nervenfieber) ist eine ansteckende Krankheit, welche nicht selten vereinzelt, häufig jedoch in Form von Epidemien auftritt.

Der Unterleibstyphus ist zwar keine Krankheit, welche das schulpflichtige Alter vorzugsweise befällt; immerhin stellt dasselbe, wie die Tabellen auf S. 3 u. 4 zeigen, ein ansehnliches Kontingent. Die Zahl der Sterbefälle an Typhus betrug im Jahre 1908 beispielsweise in Preußen 2062. Daran beteiligte sich das schulpflichtige Alter (5.—15. Lebensjahr) mit 306 Sterbefällen. Die Sterblichkeit der in dem Alter von 10—15 Jahren Gestorbenen betrug für Typhus allein 1,80 %. Diese Sterbeziffer an Typhus wurde nur noch von der folgenden Altersklasse (15.—20. Lebensjahr) mit 2,18 % übertroffen.

Da die Schule bei der Verbreitung des Unterleibstyphus im allgemeinen eine relativ geringe Rolle spielt, so soll bei der Fülle der Materie nur das für den Lehrer Wissenswerteste im folgenden kurz erörtert werden.

Der Unterleibstyphus wird durch einen spezifischen Krankheitserreger, den Gaffkyschen Typhusbazillus, hervorgerufen.

Die Typhusbazillen sind gegen Kälte, Austrocknung und Fäulnis sehr widerstandsfähig, gehen aber im direkten Sonnenlichte und bei höheren Temperaturen rasch zugrunde. Im Wasser und im Boden halten sie sich oft monatelang.

In die menschliche Umgebung gelangen die Typhusbazillen vorzugsweise durch die Absonderungen, Wäsche usw. von Typhuskranken.

Die Inkubationszeit beträgt beim Typhus gewöhnlich 2 bis 3 Wochen.

Symptome und Verlauf der Krankheit (aus der gemeinverständlichen Belehrung über Typhus der ministeriellen Sonderanweisung vom 30. August 1906):

„Die Krankheit selbst beginnt in der Regel schleichend; die Krankheitserscheinungen, bestehend in Kopfschmerz, Appetitlosigkeit,

Die übertragbaren Krankheiten im besonderen. 113

Fieber, Verdauungsstörungen und großer Mattigkeit, pflegen sich in der ersten Krankheitswoche von Tag zu Tag zu steigern und dann eine bis zwei Wochen auf der Höhe zu bleiben. Während dieser Zeit pflegt das Fieber sehr hoch zu sein; der Kranke klagt über heftige Kopfschmerzen, hat eine gerötete Haut, häufig Durchfälle, nicht selten lebhaften Fieberwahn, in dem er das Bett zu verlassen wünscht. Die Zunge ist trocken, borkig, der Durst sehr groß, der Kranke sehr matt. In der Regel bessert sich der Zustand in der dritten bis vierten Woche erheblich. Das Fieber nimmt ab, die Haut wird feucht, die Durchfälle lassen nach, es stellt sich Appetit und ein gewisses Wohlbehagen ein und nach einer Dauer von vier bis sechs Wochen geht die Krankheit in Genesung über.

In ernsteren Fällen ist der Verlauf schwerer, das Fieber bleibt auf der Höhe, der Kranke magert ab, es stellen sich nicht selten Blutungen aus dem Darme ein, welche zuweilen tötlich sein können, oder es erfolgt der Tod infolge allgemeiner Schwäche. Die Sterblichkeit schwankt zwischen 5 und 15 vom Hundert der Erkrankten und läßt sich durch sorgfältige Pflege wesentlich herabmindern.

Es gibt Fälle, welche so leicht verlaufen, daß der Kranke sich seiner Krankheit kaum bewußt wird. Die Erscheinungen bestehen in Frösteln, Unbehagen, leichten Verdauungsstörungen, vereinzelten Durchfällen. Die Kranken vermögen aber außer Bett zu bleiben und häufig sogar ihren Geschäften nachzugehen. Solche Fälle sind für die Verbreitung der Krankheit besonders gefährlich.

Endlich kommen Fälle vor, in denen Krankheitserscheinungen überhaupt fehlen und dennoch Typhusbakterien in den Ausleerungen ausgeschieden werden. Personen, welche sich so verhalten, sogen. Bazillenträger, kommen namentlich in der Umgebung von Typhuskranken vor und tragen ganz besonders zur Verbreitung der Krankheit bei."

Nach einmaligem Überstehen der Krankheit bleibt gewöhnlich eine Immunität gegen die Krankheit für lange Zeit zurück, indes sind Rezidive nach 5—10 Jahren beobachtet.

Als Infektionsquellen kommen die Stuhlgänge und der Harn von Kranken in Betracht, und zwar auch der von Leichtkranken, selbst wenn dieselben nicht bettlägerig sind, sowie von Rekonvaleszenten. Von letzteren werden oft mit dem Urin, zuweilen auch mit den Stuhlgängen noch nach Monaten Typhusbazillen ausgeschieden. Da die Typhusbazillen sowohl in feuchtem wie in trocknem

Zustande eine ziemlich lange Lebensdauer besitzen, kommen noch eine ganze Reihe anderer Infektionsquellen in Betracht, so Leib- und Bettwäsche, Kleider usw. des Kranken, Abortinhalt, in welchen Typhusabgänge gelangt sind, Ackererde, welche mit infiziertem Grubeninhalt oder Dünger gedüngt war. Ferner wird nicht selten Trinkwasser zu einer Infektionsquelle, wenn nämlich typhusbazillenhaltige Abwässer, typhusbazillenhaltiger Abortinhalt usw. in einen Brunnen oder Fluß gelangen, aus dem das Wasser als Trink- oder Wirtschaftswasser entnommen wird. Endlich können Nahrungsmittel, welche mit Typhusabgängen behaftet wurden, wie Milch, Gemüse, Obst, Salat, zu Trägern des Infektionsstoffes werden.

Von den Infektionsquellen aus werden die meisten Infektionen durch Berührungen, Kontakte, vermittelt; die Finger kommen mit Kranken oder infizierten Gegenständen in Berührung und werden dann zum Munde geführt. Auf diese Weise entstehen häufig Infektionen beim Pflegepersonal der Kranken, bei Wäscherinnen, welche die Wäsche von Typhuskranken gewaschen haben, u. a. m.

In unreinlichen Bezirken mit dichter Bevölkerung, schlechter Entfernung der Abfallstoffe sind oft sehr umfangreiche Kontaktepidemien beobachtet worden.

Außer Berührungen, Kontakten, gibt häufig das Trinkwasser Veranlassung zu ausgebreiteten Infektionen. Die Trinkwasserepidemien sind durch einen plötzlichen, explosionsartigen Ausbruch mit zahlreichen Erkrankungen charakterisiert. Die Zahl der entstehenden Fälle ist naturgemäß abhängig von der Größe des Wasserversorgungsgebietes; sie wird geringer sein, wenn es sich um einen infizierten Brunnen, enorm, wenn es sich um eine zentrale Wasserversorgung handelt. Massenerkrankungen können ferner noch entstehen, wenn Milch die Infektionsquelle war.

Eine Infektion durch Einatmung der Krankheitserreger kommt bei Typhus kaum in Frage. Vielmehr erfolgt die Infektion wohl in allen Fällen durch Aufnahme des Erregers in den Verdauungskanal.

Wenn auch das schulpflichtige Alter eine ziemlich große Disposition für die Erkrankung mit Typhus aufweist, so ist dieselbe doch zwischen dem 15. und 30. Lebensjahre am größten.

Die Erörterung der Theorien über die örtliche und zeitliche Disposition für den Typhus, insbesondere auch die der Pettenkoferschen Grundwassertheorie würde den Rahmen dieser Abhandlung überschreiten. Soviel muß jedoch als feststehend betrachtet werden,

Die übertragbaren Krankheiten im besonderen. 115

daß in erster Linie der typhuskranke Mensch es ist, der unter sonstigen günstigen Bedingungen die Infektion vermittelt.

Unter den Schutzmaßnahmen gegen die Infektion und die Verbreitung des Typhus durch die Schule kommt zunächst in Betracht die Reinhaltung des Bodens auf dem ganzen Schulgrundstück. Der Lehrer wird sein Augenmerk darauf richten, daß die Aborteinrichtungen sich in einem sauberen Zustande, daß die Senkgruben und die Kanäle zur Beseitigung der Abwässer sich in ordnungsmäßigem Zustande befinden. Besonders wichtig ist, daß die Abortgruben dicht und undurchlässig sind, damit keine Verunreinigung des Bodens und keine Infektion des etwa vorhandenen Schulbrunnens stattfinden kann. Alle Unregelmäßigkeiten in der Beseitigung der Abfallstoffe, auch der Hausabwässer, wird er dem Schularzte oder der zuständigen Behörde mitteilen.

Im übrigen kann hinsichtlich der seitens der Schule zu ergreifenden Schutzmaßregeln auf die in dem Kapitel „Cholera" aufgeführten Bestimmungen der „Anweisung" (s. S. 51 u. f.) verwiesen werden, welche in ganz entsprechender Weise auch für den Typhus gelten.

Es sei nur noch hervorgehoben, daß man die Wiederzulassung der an Typhus erkrankt gewesenen Personen zur Schule wird davon abhängig machen müssen, daß in ihren Ausscheidungen bei der bakteriologischen Untersuchung Typhusbazillen nicht mehr nachgewiesen werden.

26. Windpocken (Schafpocken oder Wasserpocken).

Die Krankheit, die mit den echten Pocken nicht das geringste zu tun hat, sondern eine Krankheit eigener Art ist, ist ebenfalls ansteckend und kommt häufig in epidemischer Ausbreitung vor.

Der Erreger der Windpocken ist nicht bekannt.

Nach einem 13—17 tägigen Inkubationsstadium beginnt die Krankheit mit dem Auftreten von stecknadelkopfgroßen bis linsengroßen, gewöhnlich mit einem deutlichen roten Hof umgebenen Bläschen, die sich ohne besondere Vorboten in 1—2 Tagen entwickeln. Die Bläschen, deren Inhalt wässerig ist, zeigen im Gegensatz zu den Pocken keine Vertiefung in der Mitte. Die Bläschen sitzen zumeist am Rumpfe, doch treten dieselben auch an Armen und Beinen und am Kopfe auf.

Da die Eruptionen schubweise auftreten, sieht man die Bläschen gleichzeitig in verschiedenen Stadien. Während des Auftretens

8*

der Bläschen bestehen häufig geringe Fiebererscheinungen. Die Bläschen trocknen nach wenigen Tagen ein und hinterlassen im Gegensatze zu den Pocken keine Narben. Die ganze Krankheit ist in etwa 8—10 Tagen beendet. Komplikationen werden fast nie beobachtet. Um Verwechslungen mit echten Pocken zu vermeiden, wird jedoch bei den ersten Fällen eine ärztliche Feststellung der Krankheit notwendig sein.

Bei dem durchaus gutartigen Verlauf der Krankheit erscheinen besondere Schutzmaßnahmen kaum erforderlich. Man wird sich darauf beschränken können, die erkrankten Kinder während der Dauer der Krankheit vom Schulbesuche fernzuhalten. Mehr ist auch, abgesehen von der selbstverständlichen Meldepflicht, in der preußischen „Anweisung" nicht vorgesehen.

IV.

Tabellarische Übersicht über die speziellen Vorschriften der Anweisung des preuß. Min.-Erlasses vom 9. Juli 1907 und Schluß.

Will der in Preußen tätige Lehrer bei einer bestimmten Infektionskrankheit wissen, welche Maßnahmen für die Schulen vorgeschrieben sind, so wird er sich erst auf Grund eines genauen Studiums der einzelnen Paragraphen der „Anweisung" über die unterschiedlichen Bestimmungen bei den einzelnen übertragbaren Krankheiten hinreichend informieren können.

Durch die am Schlusse des Buches befindliche tabellarische Übersicht über die speziellen Vorschriften der genannten Anweisung dürfte jedoch dem Lehrer die Auffindung der in Betracht kommmenden Bestimmungen wesentlich erleichtert sein.

Die eifrigen Bemühungen der Verwaltungsbehörden, der Ärzte und Lehrerschaft zur Hebung der Hygiene des Schulkindes und des Schulhauses werden zweifellos viel dazu beitragen, die Erkrankungs- und Sterbeziffern an übertragbaren Krankheiten unter den Kindern herabzumindern. Jedoch werden diesen durch die Schule bedingten Erfolgen, selbst wenn sie sich zu einem hygienischen Musterinstitut entwickelt haben sollte, Grenzen gesetzt sein dadurch, daß es nicht möglich ist, die Schule von der oft mit sozialem und gesundheitlichem Elend erfüllten Häuslichkeit loszulösen, von welcher aus die Schule, besonders durch die Einschleppung ansteckender Krankheiten, bedroht ist.

In der Abwehr dieser Schäden wird sich aber der Lehrer als unentbehrlicher und trefflicher Bundesgenosse des Arztes bewähren, wenn er als treuer Eckehart bei drohender Gefahr rechtzeitig alarmiert und wenn er ferner die ihm anvertrauten Schüler auch in hygienischen Dingen belehrt und erzieht. Auf diese Weise wird der Lehrer seine mannigfaltige Tätigkeit noch weiterhin fruchtbringend gestalten können, zu seiner eigenen inneren Befriedigung, zum Wohle unserer heranwachsenden Jugend und zum Heile und Segen unseres Vaterlandes.

Verlag von Julius Springer in Berlin.

Leitfaden für Desinfektoren
in Frage und Antwort.
Von Dr. **Fritz Kirstein.**
Fünfte, verbesserte Auflage. Mit Anlagen.
In Leinwand gebunden Preis M. 1,60.

Hygienisches Taschenbuch
für Medizinal= und Verwaltungsbeamte, Ärzte, Techniker und Schulmänner.
Von Dr. **Erwin von Esmarch,**
Geh. Medizinalrat, o. ö Professor der Hygiene an der Universität Göttingen.
Vierte, vermehrte und verbesserte Auflage.
In Leinwand gebunden Preis M. 4,—.

Gesundheitsbüchlein.
Gemeinfaßliche Anleitung zur Gesundheitspflege.
Bearbeitet im **Kaiserlichen Gesundheitsamte.**
Mit Abbildungen im Text und drei farbigen Tafeln.
Vierzehnte Ausgabe.
Kartoniert Preis M. 1,—; in Leinwand gebunden Preis M. 1,25.

Vorposten der Gesundheitspflege.
Von Dr. **L. Sonderegger.**
Fünfte Auflage.
Nach dem Tode des Verfassers durchgesehen und ergänzt von Dr. E. Haffter.
Preis M. 6,—; in Leinwand gebunden M. 7,—.

Merkblätter
des Kaiserlichen Gesundheitsamtes.
Alkohol=Merkblatt. — Cholera=Merkblatt. — Diphtherie=Merkblatt. — Ruhr=Merkblatt. — Typhus=Merkblatt. — Tuberkulose=Merkblatt. — Bandwurm= und Trichinen=Merkblatt. — Blei=Merkblatt. — Dasselfliegen=Merkblatt. — Merkblatt für Chromgerbereien. — Merkblatt für Feilenhauer. — Schleifer=Merkblatt. — Merkblatt über das ansteckende Verkalben der Kühe.
Preis dieser Merkblätter je 5 Pf; 100 Expl. eines Merkblattes M. 3,—; 1000 Expl M. 25,—. Das Porto beträgt für: 1—4 Expl. 5 Pf., 13 Expl. 10 Pf., 27 Expl. 20 Pf., 56 Expl. 30 Pf, 275 Expl. (Postpaket) 50 Pf.
Plakatausgabe des Alkohol= und des Tuberkulose=Merkblattes:
100 Expl. M 6,—; 1000 Expl. M. 50,—.

Pilz = Merkblatt.
Mit einer Tafel in farbiger Ausführung.
Milch=Merkblatt. — Haustier=Schmarotzer=Merkblatt.
Preis dieser Merkblätter je 10 Pf. (einschl Porto und Verpackung je 15 Pf.); 50 Expl. eines Merkblattes M 4,—; 100 Expl M. 7,—; 1000 Expl. M. 60,—. Das Porto beträgt für: 1—3 Expl. 5 Pf., 10 Expl. 10 Pf, 23 Expl. 20 Pf., 50 Expl. 30 Pf, 250 Expl. (Postpaket) 50 Pf.

Zu beziehen durch jede Buchhandlung.

Verlag von Julius Springer in Berlin.

Im Frühjahr 1911 erscheint:

Kinderpflege-Lehrbuch.

Bearbeitet von Prof. **Dr. A. Keller** und **Dr. W. Birk**,
Direktor   Assistent
des Kaiserin Auguste-Viktoria-Hauses zur Bekämpfung der Säuglingssterblichkeit i. D. R.
Mit einem Beitrage von Dr. A. T. Möller.
Mit 40 Textabbildungen. — Kartoniert Preis ca. M. 2,—.

Pflege und Ernährung des Säuglings.

Ein Leitfaden für Pflegerinnen von **Dr. M. Pescatore.**
Dritte, verbesserte Auflage,
bearbeitet von Prof. Dr. **Leo Langstein,**
Oberarzt und stellvertr. Direktor des Kaiserin Auguste-Viktoria-Hauses
zur Bekämpfung der Säuglingssterblichkeit im Deutschen Reiche
Kartoniert Preis M. 1,—.

Vorträge über Säuglingspflege und Säuglingsernährung.

Gehalten in der Ausstellung für Säuglingspflege in Berlin im März 1906
von **A. Baginsky, B. Bendix, J. Cassel, L. Langstein, H. Neumann, B. Salge, P. Selter, F. Siegert, J. Trumpp.**
Herausgegeben von dem Arbeitsausschuß der Ausstellung.
Preis M. 2,—.

Die Ursachen des Kindbettfiebers

und ihre Entdeckung durch J. Ph. Semmelweis.
Einem allgemein gebildeten Leserkreise geschildert
von Professor **Dr. Theodor Wyder** in Zürich.
Preis M. 1,—.

Krankenpflege.

Handbuch für Krankenpflegerinnen und Familien
von **Dr. Julius Lazarus,**
Königl. Preuß. Sanitätsrat und dirigierender Arzt am Krankenhause der jüdischen Gemeinde
zu Berlin
Mit zahlreichen Abbildungen. — In Leinwand gebunden Preis M. 4,—.

Leitfaden der Krankenpflege

in Frage und Antwort.
Für Krankenpflegeschulen und Schwesternhäuser bearbeitet
von **Dr. med. J. Haring,**
Oberarzt beim Sanitätsamt XII. (1. K. S.) Armeekorps,
derzeit staatl. Prüfungskommissar an der Krankenpflegeschule des Carolahauses zu Dresden
Mit einem Vorwort von Prof. Dr. med. A. Fiedler, Geh. Rat.
Preis kartoniert M. 2,—.

Zu beziehen durch jede Buchhandlung.

MIX
Papier aus verantwortungsvollen Quellen
Paper from responsible sources
FSC® C105338

If you have any concerns about our products,
you can contact us on
ProductSafety@springernature.com

In case Publisher is established outside the EU,
the EU authorized representative is:
Springer Nature Customer Service Center GmbH
Europaplatz 3, 69115 Heidelberg, Germany

Printed by Libri Plureos GmbH
in Hamburg, Germany